薩提爾的52個冥想練習

覺察內在的冰山
跟自己和解，與他人共好

約翰・貝曼 著
John Banmen

台灣版序——

覺察你內在發生的事

在這篇繁體中文版序文的開頭，我想先致上萬分的感謝與祝福，給在台灣與香港我的眾多學生、好朋友及前同事們，但願你們不僅都安然度過疫情期間，更能在如此艱難的時刻運用薩提爾模式，並把它帶給許多人，幫助人們成功應付這段壓力甚大的時間。

許多人都知道我們是珍貴的人類，然而卻沒有把生命當作珍貴來體驗。我們太過忙於外在的世界，可能甚至連在家裡和工作時，也處在不斷的壓力底下。我們沒有花足夠的時間讓自己體驗到內在的平靜。

本書旨在幫助你透過引導式冥想與你的內在體驗連結，讓你可以扎根接地、更加平和、更加歸於中心、乃至更加充滿喜樂。

冥想本質上是從經驗出發。它不是智力的鍛鍊，它不是信念系統。冥想介紹我們認識我們的心靈、身體、感覺。它使我們更深入地覺察到發生在我們內在的事。

有幾百種冥想類型和修煉法。這本引導式冥想書是為了幫助你：

- 覺知到你的身心體驗
- 放鬆身心
- 聚焦在你的直接體驗，避免活在過去
- 進入正向的心智和情緒體驗，藉此為自己增添能量

- 將你的情緒振動提升到更高的層次

本書非常實用。因為使用它，你將會更好地覺知到你如何體驗自己、你的思想和感受的焦點、以及如何更能掌控整個冥想的過程。引導式冥想可以使你的身心平靜，從而體驗到幸福感。

我建議你以不同的方式使用本書。

1. 大聲朗讀一或多段冥想給自己聽。然後默默地對自己重複這些冥想
   a. 更加覺知到你的思想、感覺、身體覺受
   b. 接受你的體驗
   c. 改變你的焦點，將引導式冥想的訊息囊括在內
2. 將一或多段引導式冥想讀進你的 iPhone 裡，然後按照上述建議執行

3. 請別人私下或在團體中朗讀引導式冥想，然後再次花時間根據那段引導式冥想親身體驗。
4. 制定一套程序且養成習慣，讓你可以每天定期聆聽那些引導式冥想。
5. 要負起責任且好好享受人生。

這些冥想將會幫助你在覺知、接納、冷靜、平和、尊重和愛方面為你自己和他人帶來成長。它也會幫助你放鬆和平息內在世界的騷亂，創造內在的和諧感。

祝您事事順心。

——約翰・貝曼（John Banmen）

二〇二二年十二月四日

目錄

第二部　欣賞與感激生命

第三部　覺察內在的冰山

第四部 改變與創造

第五部　慶祝生命

第六部　與人連結

前言——

冥想：尋找屬於自己的時間

冥想，是一種很古老的練習，它曾幫助數百萬人面對生命中的挑戰，並找到內在的和平、安寧與和諧。薩提爾女士（Virginia Satir）在二十世紀創立了家庭系統治療，她使用言語形式的冥想，讓人有機會放鬆自己並專注於自己的內在體驗，從而能夠對自己和他人的境遇，達到好奇、理解和接納的層面。

本書中的冥想，採用薩提爾女士言語冥想的風格和形式，它們摘自過去幾年我在中國各個城市所帶領的工作坊。在這本書中，我們以書面形式把這些冥想方法提供給你，你可以讀給自己聽，或者讓別人讀給你聽，或者你可以在團體中使用，把它們讀給別人聽，也有人喜歡把冥想錄下來，然後聆聽自己的聲音，這都是可以的。

你可能會留意到，這些冥想基本上專注於你的內在自我，無論是關於身體感覺、你的感受，還是你的念頭，全部都在處理你和你的內在以及外在的關係，不管是在過去還是現在。

在更深層次上，這些冥想幫助你連結到中國哲學所謂的「生命能量」，這是一個更深刻的自我意識，關於你真正是誰，以及生活可以是怎樣的——和平，和諧，接納和欣賞。

關於如何使用這本書，我們為你提供了一些參考，不過，你可能會找到自己的方式更好地利用這些冥想。不管你有多忙，我希望你每天都能花一點時間享受一次或多次冥想，來幫助你提升幸福感。

我邀請你花些時間，帶著好奇和欣賞來探索你內在的自我，當你更加理解自己，更多接納自己，你會享受來自自己的智慧。

祝你在人生旅途中更幸福、成功、健康！

——約翰・貝曼

二〇一七年四月十八日

第一部

與自己連結

薩提爾
冥想
01

準備自己

現在，請你合上美麗的雙眼。

慢下來，慢下來，讓自己慢下來，有意識地允許自己慢下來……

覺察你的呼吸，進入內在。

在你的內在，有一個美好而可愛的地方，那裡很寧靜……

你能否享受這個寧靜、和諧、穩定的感覺？

你能否找到這個地方？

這是你可以給予自己的一份美好的禮物。

你能否去欣賞？

欣賞你自己的一些東西，欣賞自己所做的，欣賞自己這個人？

你將要展開一趟學習的旅程。

給予自己一個寶貴的機會來學習和成長。

在旅程的初始，你能否讓自己完全地臨在？

先把工作擱在一邊，將家人放在心中。
這一刻，只屬於自己，
給予自己這一段時間，不浪費它，也不逃避它，
而是完完全全地給予自己這個美麗的禮物——全然地跟自己在一起。
這個禮物或許會讓你感覺到興奮，
或許會讓你有點害怕，
或許會讓你想要逃走，
你可以調整一下，重新做個選擇，
也可以勇敢地跳下泳池游泳！

此刻，覺察一下自己，
你在哪裡？準備好了嗎？
給自己一個大大的讚美，睜開眼睛，開始新的學習。

薩提爾冥想02

覺察呼吸

現在，找到一個舒服的姿勢坐著。

感受一下，什麼姿勢對現在的你來說是最容易的。

花一點時間讓你的腿找到它自己舒服的姿勢，

這個姿勢能夠支持你毫不費力且安穩地坐著。

請合上雙眼，閉上眼睛之後，我們就進入了內在。

每一秒，你的雙眼都會映入大量的影像，傳給大腦加工。

當你合上眼睛，停止將影像接收進來，就開始進入內在了。

請留意自己的呼吸。

透過一呼一吸，你進入更深的內在，這裡非常安全。

從呼吸開始，我們留意外在和內在的關係，通常呼吸是發生在內在的。

看看你是不是可以留意到自己內在的呼吸。

你一輩子都在呼吸，永遠都在呼吸，哪怕在睡覺的時候。

這是非常棒的技能，只用一點點力氣，想都不用想。

今天，請觀察一下你的呼吸。

你留意到你在呼吸，是快還是慢，是深還是淺？

此刻，和你的呼吸接觸，關注這個奇蹟。

你可以毫不費力地吸入空氣，然後身體各部分就奇妙地運作起來了，

從吸入的空氣中各取所需。

你的身體一直在工作，你是否能夠理解你的身體正在跟你講話？

有些人在疼痛的時候才能聽到，

有些人是在餓的時候，有些人是在累的時候，你就只是傾聽……

如果每天都在傾聽，那叫什麼呢？叫做覺察。

帶著一種感恩的態度，留意到你的身體在做什麼，欣賞它，感激它！

花一點時間，就是這樣：傾聽，接受，接受來自呼吸的滋養。

讓這種內在的變化持續進行著……

現在，開始允許你的身體有些外在的移動。

同時開始注意身體哪些部位想要移動起來，允許它動起來。

慢慢把你自己帶回來，慢慢地睜開你的眼睛。

花一點時間，去感受你的呼吸。

然後準備好帶著這個鮮活的經絡，回到你的日常生活中。

薩提爾冥想 03

感受自己的身體

請你合上眼睛，把注意力放在你的呼吸上。

覺察你的呼吸：是緩慢，還是快速？

是短淺的，還是很深長的？

是兩個鼻孔都在呼吸呢？還是一個鼻孔吸得多一點，另一個少一點？

更深入地去覺察那些細節。

有時候，你的一個鼻孔比另一個鼻孔更加活躍。

如果平時沒有注意，那麼此刻去留意一下。

當你感覺越來越穩定，就把所有的注意力轉移到內在感覺上。

從內在放鬆你的四肢，感覺你上半身的重量。

感受到你上半身穩穩地落在骨盆上，雙腿在下面提供支持。

注意你的脊椎，從尾椎開始，慢慢地凸著脊椎一節一節地往上。

注意到隨著脊椎放鬆下來，你的上半身也放鬆下來。

注意力繼續往上來到頸部，從內在感受你的頸部，

那麼完美地連接著你的身體和頭。

此刻，允許一些自然、細微的移動發生。

你的下顎也跟著放鬆下來，你的頸部、下顎、臉正在慢慢地放鬆下來。

在你的身體裡感覺那一份自在和從容，你越來越安然地放鬆下來。

此刻，你是否願意去欣賞和感謝你的身體？

身體是你存活的一個形式，是你的殿堂，是你此生的家。

你是否可以去欣賞你呈現能量的形式？

你的身體默默地為你做了很多貢獻。

而你，可能對身體很粗魯，對身體很苛刻，常常漠視它的存在。

如果你虐待了自己的身體，那你需要向它道歉。

今天，請你去欣賞與感謝身體。

也許，你願意向你的身體道歉，平時你沒有好好珍惜它，你忽視了它。

這樣，你和身體和解，它向你發出呼喚的時候，你才能真的聆聽。

今天，我邀請你，好好聆聽你身體的聲音，在向你表達什麼？

當你在欣賞它的時候，它又如何給你回應？

你內在的注意力有沒有發現它的回應？

請你花幾秒鐘和你自己在一起。

你是這麼獨特，你是這麼可愛，你是如此值得，

就看你是否可以感受到你自己。

此刻，如果你有任何訊息想對自己表達，請你在內在表達出來。

當你準備好的時候，就可以睜開你的眼睛。

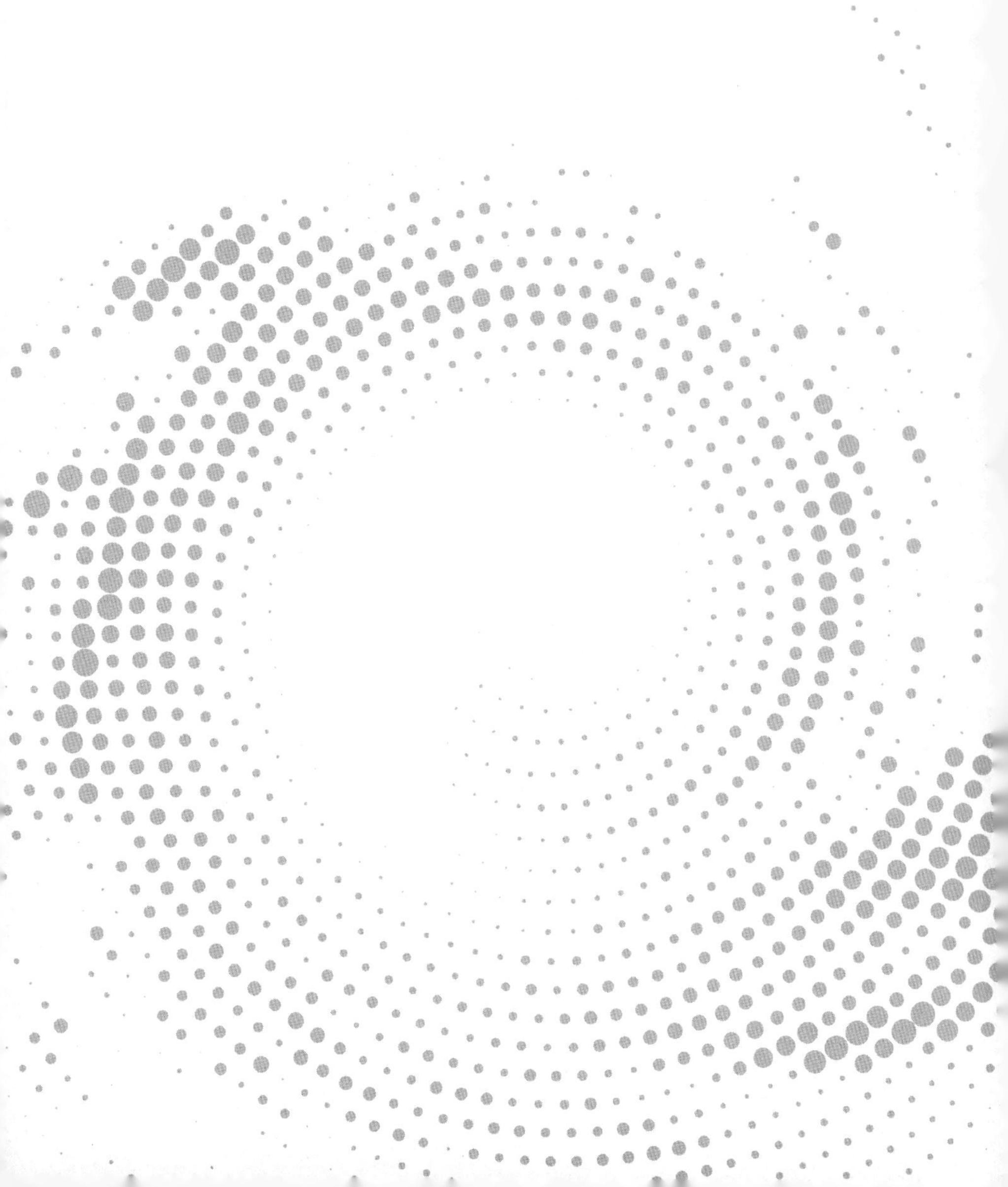

薩提爾
冥想
04

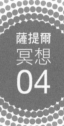

你帶來了什麼？

今天，此刻，你帶來了什麼？

你正在經驗什麼？

是興奮、疲憊、無聊？

還是成長、改變、敞開？

抑或是抗拒、恐懼、憤怒？

如果你把恐懼與懶惰帶到這裡，你可能會說：「我不願意工作」、「我不願意改變」、「我太懶了」，或者說「我太害怕了」等等。

覺察自己，你帶來了什麼，你正在經驗什麼？

你帶來了哪些積極正向的能量？

你帶來了哪些負向的能量？

你如何透過經驗和覺察自己，而更加了解自己呢？

請你欣賞，欣賞此刻你帶來的積極正向的部分！

我也邀請你把負向的部分先放一邊。

也許你無法擺脫它們，

但是你可以更穩定，這樣你就不再需要它們了……

然後，請你告訴自己：「我帶來了自己，我是自己所擁有最大的寶藏！」

留意你在這樣對自己說時，內在經驗到了什麼？

薩提爾
冥想
05

聆聽自己的智慧

今天，去做一名偵探，尋找你自己的智慧。

每個人都有智慧，我相信你也有。

薩提爾模式有個概念叫作「智慧盒子」。

你可以打開那個盒子，然後讓你的智慧出來。

你也可以創造自己的智慧。

它在哪兒，在身體的一個地方，

可能靠近你的心臟，或者在你的頭頂，

也有可能，你在哪都能找到，在身體的任何地方。

是的，智慧存在於你的每一個細胞當中。

每個細胞裡都有智慧，非常聰明，

它知道自己的角色，知道自己在做什麼。

曾經有研究者把細胞放在顯微鏡下觀察，

發現細胞居然會自己遠離有毒的物質，靠近有營養的物質。

用你的覺知去感受，你手指上的細胞，你肩膀上的細胞，你胳膊上的細胞，

你所有的細胞，它們都知道自己在做什麼。

你的每一個細胞，都如此美麗。

它們共同工作，一起合作，非常有智慧。

它們運用自己的智慧，讓你身體的很多部分自己運作起來，

這就是身體的智慧。

每天醒來，它們都在那兒。

每一天，有許多細胞死去，又有許多細胞生成。

我們每一天的生活，都帶著新的細胞，伴隨著身體的智慧。

今天，你發現，你的智慧在你內在很深的地方。

找到你的智慧，然後，去傾聽你的智慧。

跟自己的智慧和諧一致。

向自己的智慧敞開，不再依賴別人。

你擁有自己的智慧，同時，你留意到其他人也擁有他們的智慧。

你可以連結其他人的智慧，

這樣，所有人可以一起成長。

多麼美好的畫面！

薩提爾
冥想
06

聆聽這個世界

找一個舒服的姿勢坐好，輕柔地合上雙眼。

把你的背部挺直，讓你的能量可以在上半身流動。

關注你的身體，從底部一直到脊椎、頭頂。

此刻，請關注你的耳朵、你的聽覺。

你有沒有發現，你透過耳朵聽到了所有的聲音。

也許你喜歡聽音樂，透過耳朵去欣賞音樂，

有些音樂跟你的內心達到了共鳴。

你還聽到了笑聲，歡快的、銀鈴般的，抑或渾厚的。

你的孩子，從一個小嬰兒開始成長的過程中，

第一件事就是發出聲音，學習說話。

你還記得他們剛開始說話，牙牙學語，你的驚喜和快樂嗎？

有人在叫你的名字，用他們的聲音，表達他們對你的思念和喜愛。

有些人告訴你，他們愛你，透過聲音表達了他們的愛。
當你去和別人連結的時候，你受到了滋養。
透過你聽見的聲音，你獲得了很多很多歡樂。
聲音，透過很多很多不同的方式，被你聽到了。
你有沒有想過，你的聽力、你的耳朵是如何幫助你的？
想像一下，如果你認識的一個人耳聾了，
從此再也聽不見了，那又會發生什麼呢？
或者你看到一些老人，隨著年齡的增長，
他們聽力下降了，有些聲音聽不到了，

這時候，他們會感到多麼的挫敗！

耳朵、聽力對你來說非常重要，

此刻，你可否去欣賞一下，你的耳朵和你的聽力。

欣賞和感謝，你有能力去聆聽，去聆聽這個世界……

讓我們多花一點時間，多一份對耳朵、對聽力的欣賞和感謝……

你繼續聆聽，當你透過身體去聆聽，

你會發現，身體一直在向你發出訊息。

你能否聆聽到它發出的訊息呢？

試試用一種不同的方式來聆聽你的身體，體驗你的身體。

然後，讓自己進入深深的寧靜。

你有一顆心臟在跳動，你能聆聽到自己的心跳嗎？

你是否可以聽見心跳和心跳之間，那個寧靜時刻。

就像音樂一樣，在音符跳動之間，那個寧靜時刻。

當你去森林，當你去海邊，聆聽那份寧靜。

當一切電器都關掉時，你可否聽見這一份寧靜？

如果你真的想要聆聽這份寧靜，就需要非常深入地進入內在……

就在此刻，聆聽內在，體會這一份寧靜。

第二部

欣賞與感激生命

薩提爾冥想07

由欣賞眼睛到感激生命

當你準備好的時候，可以合上你的眼睛。

此刻，請留意，你有一雙如此美麗的眼睛，幫助你看到如此之多的東西。

你常常理所當然地去使用你的眼睛，而忽略了它們非常棒的事實。

你有沒有去研究它們呢？

它們的構造非常複雜，對我們也非常有幫助。

今天，我想邀請你來欣賞它們：

從你清晨醒來的那一刻開始，到你閉上眼睛睡覺為止，

你一直都在用眼睛看，看別人、看東西、看自己；

看河流、看高山、看陽光。

你看啊、看啊，總是透過眼睛來觀看這個世界。

今天，你想要欣賞它們。

你知道你的眼睛有多重要，

如果你發現自己看不清，你還會藉助眼鏡來幫忙。

可是，有時候你也會「虐待」自己的眼睛——

想要從黑暗中看東西，或者一直不間斷地使用它們。

如果是這樣，你要跟自己的眼睛道歉：

「我很抱歉！我以後會更好地照顧你。」

如果沒有眼睛，那會是怎麼樣？簡直不可想像。

想像一下，一個盲人，他會如何經歷人生？

此刻，欣賞自己的眼睛。

它帶給你如此多的喜悅，如此多的訊息，如此多的連結。

當你看到自己寶寶的時候，你的眼睛會發亮。

當你看到彩虹的時候，你會微笑或者興奮。

你看著某人，如果對方在微笑，你會感覺很好。

如果他跟著你一起大笑，你也會感覺很棒。

當你感動的時候，你的眼睛會泛著淚光。

你的眼睛就是這樣在幫助著你！

想像一下，你從眼睛那裡得到了多少！

從早到晚，它就在那兒為你而存在。

今天，我們開始去欣賞它。

讓自己去感受，感受那個欣賞。

同時，你可能發現你需要做些改變，關於你如何對待自己的眼睛。

你可以從每天都欣賞它開始改變。

你可以在心裡對眼睛說：「當我散步時，你幫我看清楚，謝謝你。」

「當我需要某人時，你幫助我看到他，謝謝你。」

「當我閱讀時，你幫助我獲取訊息，謝謝你。」

「你是我這一生的珍寶，而我又如此地把這看成理所當然，

但從今天開始我要欣賞你。」

就是這樣去欣賞和感謝你的眼睛。

隨著你年齡的增長，眼睛能夠更好地為你服務，因為你沒有虐待它們。

讓我們做個新的決定：更好地照顧，更多地欣賞，更真誠地感謝！

接下來，讓我們一起關注身體的其他部位。

有些時候你對自己很苛刻，

批評自己長得不夠美，身高不夠高，體重不夠標準。

你一直去評判、去抱怨、去比較……

如果你友好一點，從發現眼睛的重要性開始，去欣賞與感謝眼睛，

然後接納、欣賞你的長相、身高、體重，

那麼它們就是獨一無二的，只有你才擁有的。

好好地去欣賞你身體的每一個部位，

從你的腳趾頭一直到你的頭頂，以及你的內在，你所擁有的這一切。

然後，你開始慶祝，慶祝自己擁有這些獨特又美麗的能量和天賦！

慶祝你的生命，這是一個奇蹟！

在慶祝的能量中，你慢慢睜開眼睛，開始新的生活！

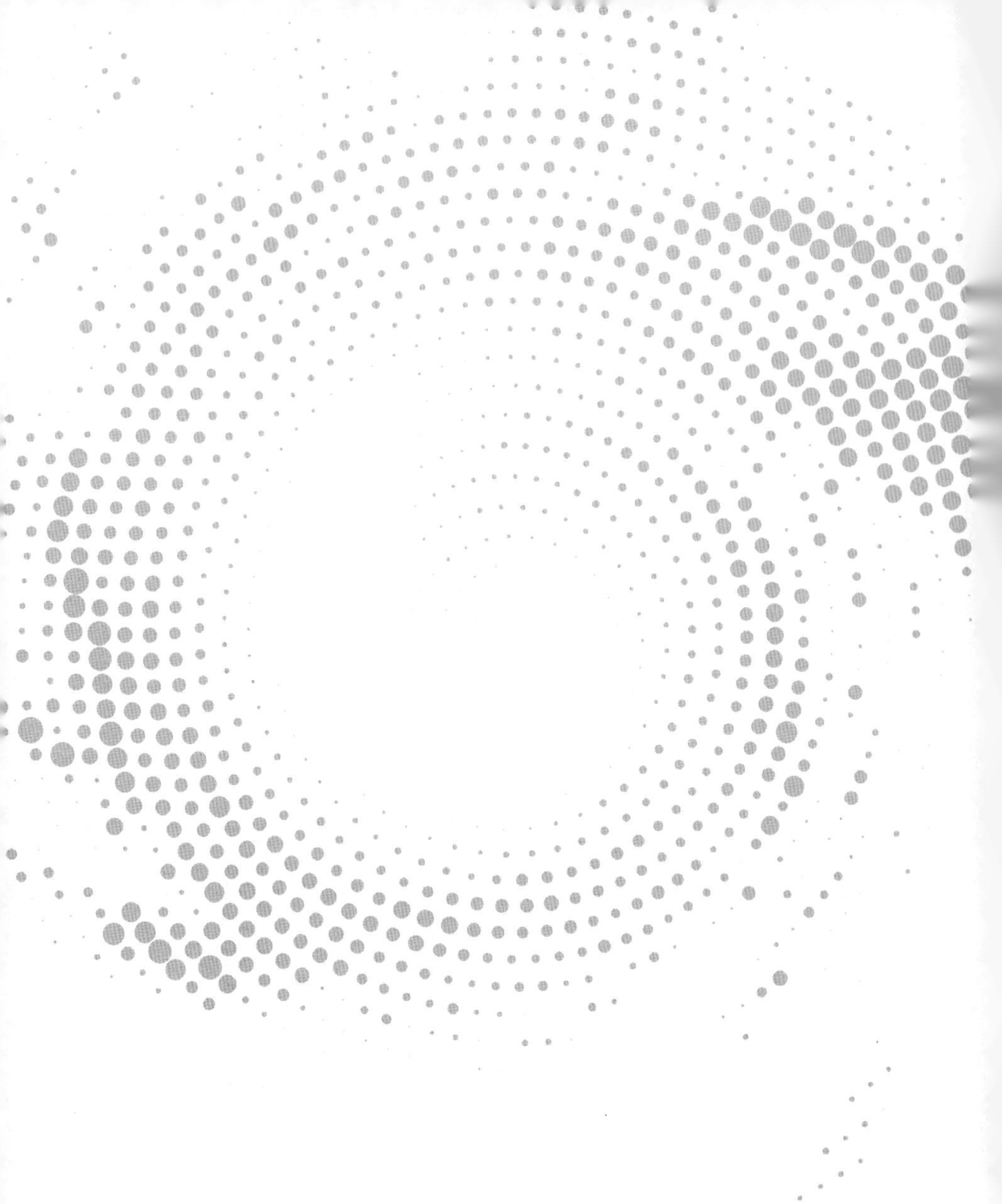

薩提爾冥想 08

欣賞與感謝自己的生命

合上你的雙眼，留意自己的呼吸。

放鬆，你不需要去改變，只是去覺察自己。

你有一種很強大的能力——「覺察」，這也是你的本能。

可是很多時候你卻很迷茫，沒有覺察到任何事。

現在，我希望你去覺察自己的呼吸。

然後，請你先去欣賞與感謝自己。

當你欣賞和感謝自己的時候，請試著更深入一些。

首先，去欣賞和感謝你做到的所有事情，特別是你為別人做的。

再欣賞你過往所有的經歷，

無論是好的經歷，還是不那麼美好的經歷，只管去欣賞它們。

請注意，我並沒有要你去喜歡它們，只是請你去欣賞它們。

你可以不喜歡一段經歷，但是你可以欣賞那段經歷帶給你的禮物。

然後，你為「你是誰」——你生命最本質的光芒——而欣賞自己！

這個過程很重要，幾乎是你人生中最重要的事情！

欣賞與感謝你自己，

你如此美好，你如此特殊，你這麼獨特，你是值得的！

你為「你是誰」而欣賞與感謝！

嘗試一下，不是在頭腦中感知這份感謝，而是用心去體會這份感謝，

如果你能從心底深處欣賞與感謝自己，

那你一定能夠體會到這份欣賞與感謝，所帶來的內在能量改變。

你可能更平和、更冷靜、更放鬆、更有希望！

請留意你的能量。

我欣賞我的生命本質、我的生命力！

看看你能否像慶祝你的生日一樣，慶祝你的生命！

薩提爾
冥想
09

連結心，連結愛

請留意自己的呼吸，與自己的身體確認一下，

看看此刻你的身體在說什麼，體驗到什麼，有什麼感受？

留意自己的心臟，你能否感覺到自己的心跳？

嘗試把注意力聚焦在你的心臟，你的心每時每刻都會跳動。

此刻，你可以先欣賞你的這顆心，

它透過每時每刻的跳動，把血液輸送到你身體的各處。

這真的是一個非同凡響的功能。

你能否就留在當下，慢下來、慢下來。

你會發現，心跳可以加快也可以變慢。去和你的身體、你的心連結。

它很重要，沒了心跳，你就沒法生活在這個世界上。

心在另一個層面也非常重要，那就是「象徵」。

你想跟某人說你愛他，可能你就會畫一顆「心」。

當你很傷心的時候，你可能會畫一顆破碎的「心」。

心，是非常重要的一個象徵，因為它能夠去象徵愛、代表愛。

也許你會留意到，你何時會感到悲傷，何時會害怕，何時會感到擔憂。

當你的心捲入的時候，那會是一個非常美的度量表。

心是非常重要的，不管是在身體的層面，還是象徵的層面。

此刻，去欣賞自己的心。

更好地去欣賞它、照顧它、傾聽它，去跟它連結。

然後，與自己的愛連結，你是如何愛自己的？

接納自己，喜歡自己，照顧自己，對自己負起責任。

愛自己，不評判自己，不拒絕自己，不傷害自己！
然後帶著這份仁慈、興趣，去愛別人。
不去貶低他們，也不抗拒他們，而是接納他們。
同時，你注意到，他們也愛你，以他們知道的最好的方式愛你，
去發現這一點，接納這一點，不拒絕，也不懷疑。
愛自己，愛別人，接受別人的愛。
連結自己的心，也連結自己的愛，你的能量會有所改變。
帶著這份體驗，慢慢地睜開眼睛，開始你新一天的生活。

薩提爾冥想10

從感謝到欣賞到感恩

今天，我們體驗三種不同的能量。

首先是感謝，感謝你自己，也去感謝別人。

然後是欣賞，欣賞比感謝更深入，從呼吸到生命，你可以去欣賞的有很多。

試著用欣賞填滿自己的心房！然後，我們要再深入一些，

我們想要去體驗到一份感恩。感恩是來自「心」的。

感恩，就像是雙倍的欣賞，比欣賞來得更深入，更強烈，

那是來自你的生命力，來自你生命層面的感恩。

此刻你能否體驗到？我希望你能夠對自己的生命感恩。

或許你能夠感受到這個層面的能量，有時候感恩與愛是如影隨形的，

包括接納、關心、欣賞、愛……這些都是如影隨形的。

看看是否有一些什麼，能讓你感受到這份感恩？

當觸碰到這三個不同層次的能量時，覺察一下，你的內心有什麼波動？

薩提爾冥想 11

活在感恩中

請大家合上雙眼，這裡非常安全、非常美好。

今天，我們來欣賞與感謝自己。

留意你的呼吸，留意你的身體，觀照你的身體此刻正在說什麼。

第一，是欣賞和感謝你的生命。

第二，是欣賞和感謝你的父母，是他們給予了你生命。

也許，你的父母並沒有做得很完美，也許他們曾讓你失望。

也許，在過去的人生中，他們曾讓你感到委屈。

可是，是他們開啟了你，開啟了你的生命。

我們要欣賞和感謝他們。

第三，請你欣賞和感謝你自己。

你是獨特的，你是特別的，你是有價值的。

欣賞和感謝你自己的一切，再看看別處，

看看你是否還可以欣賞和感謝其他的人。

如果你處在婚姻中，也請你欣賞和感謝你的伴侶，無論他是怎樣的人。

如果你已經有了孩子，也請給他們一些欣賞和感謝，

他們來到你的生命中，豐富了你的生命。

還有你的朋友們，你知道他們不是完美的，你如何欣賞和感謝他們？

也許你很幸運，也許你沒那麼幸運，可是你知道，你是被祝福的。

去欣賞和感謝從宇宙而來的這份祝福，宇宙在祝福你。

有些人得到的多一些，有些人得到的少一些，

但我們所有人都是被宇宙祝福的。

在成長的過程中，我們首先要學習接納，

然後要學習欣賞和感謝，還要學習更遠的，那叫作感恩。

感恩是來自於你的內心，看看你是否能感受到那份感恩。

感恩可以把愛包納其中，看看你是否能夠做到這個，

若能感受到那份感恩，那會是一種非常美好的感受。

請你把所有的感知帶進來，感受那份感恩。

你對自己感恩：

「我是一個有價值的人，我是可愛的，我是被祝福的，我是如此感恩。」

「我這樣獨特地彰顯我的生命能量，我如此榮幸地在自己身上顯現這些能量。」

「對他人，對我的工作，我都充滿了感恩。」

帶著這份感恩，對自己許下一個承諾：「我願意幸福快樂！」

如果有什麼阻擋了你的幸福快樂，

那麼，就去覺察、發現那些阻礙，然後改變它！

接下來，給自己三十秒的時間，停留在這份感恩中。

薩提爾
冥想
12

欣賞與感謝的練習

請你合上雙眼，把內在的覺知帶到你的呼吸上來，

看一看，這一刻你的內在發生什麼呢？

有沒有一些美好的事情，正等待著你的發現、承認與認可？

比如，美麗的陽光，清澈的天空。

比如，你正處在一個非常安全的環境，有很多可愛的朋友。

你是否能欣賞與感謝你所處的環境？

你是否能夠欣賞與感謝外在的發生？

你能否欣賞與感謝生命中的那些人，你的家人，你的朋友？

今天，我們來做這個欣賞與感謝的練習，

去發現更多美好，並表達欣賞與感謝。

首先，我們的練習是欣賞與感謝你自己。

也許你可以給自己一些原因，一些理由。

關於你自己，哪些部分是你想要去欣賞與感謝的？

你是否會欣賞你的角色？

可能你是一個女兒，作為一個女兒，你是否會欣賞自己？

可能你是一位母親，你是否欣賞你身為母親所做的？

你是某人的太太或者先生，你是別人最好的朋友……

就讓我們先來欣賞你自己所擔任的這些角色，

看到他們，去欣賞吧。

也許你在這些角色中有些遺憾，那也很好，你知道自己可以做得更好。

然後，再來欣賞你的特質。

試著找到十種可以讓自己去欣賞與感謝的特質。

也許欣賞自己的幽默感，欣賞自己的慷慨大方，

欣賞自己的寬容，欣賞自己的勇敢……

給自己一點時間做這個練習——「我欣賞自己的是……」

就像你由衷地欣賞別人那樣。

然後，我們再看看你獲得的成就，

你欣賞自己所獲得的哪些成就呢？

也許你可以找到至少一百種特質、成就、技能，去欣賞它們！

再來看看我們的關係，在關係中，誰是你最想要欣賞的人？

也許你可以列一個長長的清單：

「我欣賞這位男士的是……我欣賞這位女士的是……」

發自內心去欣賞你身邊的這些人。

看看你是否可以找到至少十個人，是可以去欣賞與感謝的？

這些人可能包含了你的父親母親，也許有一些是陌生人，

總之，去欣賞他們！

然後，我們再擴大，擴大到這個廣闊的世界。

你如何欣賞你周邊的環境，欣賞這個世界？

在你所居住的城市中，你欣賞什麼呢？

對你的國家，對周邊的環境，對現在的天氣，你會欣賞些什麼呢？

當你在欣賞的時候，你的感受如何？

體驗這一份來自內在的欣賞與感謝。

若你能欣賞與感謝，也能體驗到你在欣賞與感謝的話，

你就會留意到你的內在正在發生些什麼。

保持你內在的覺知，讓身體和內在體驗這份欣賞與感謝的能量。

你是否允許自己拓展自己的欣賞，把更多的欣賞帶給更多的人、事、物。

你的生命能量就這樣被你用獨特的方式自然地呈現出來。

深深地吸一口氣，準備好，就可以睜開眼睛了。

薩提爾冥想 13

欣賞生命，感恩父母

此刻，我們一起來做一項重大的工作，一起來欣賞自己的生命。

這是一個很大的跨越，讓我們直接跨越到那兒，欣賞自己的生命。

你如何欣賞自己的生命呢？

也許你可以感謝自己的父母，因為你的出生要歸功於他們。
也許他們曾讓你失望，打罵過你，讓你受過委屈，
但是，他們給了你生命，再沒有其他人可以為你這樣做。
所以，一方面你可能會感到痛苦，
另一方面，你可以去欣賞，可以去感恩。
所以別那麼頑固，以往我們只是害怕或者憤怒，
今天，讓我們來感謝一下他們。
因為現在和以往不同，現在，是你為你的生命負起責任。
當你為自己的生命負起責任，你就獲得了自由。

從過去負面的影響中解脫，從而得以自由。

你可以跟你的父母連結，並不一定要在現實生活中馬上這麼做，

你可以先從內心深處跟他們產生連結。

讓我們一起來欣賞生命，帶著感恩，去欣賞、去感激生命。

你的生命是非常複雜的，也是非常殊勝的。

你是一個很好的抉擇者，你選擇幸福，無論發生了什麼。

無論內在發生了什麼，無論外在又發生了什麼，你都想要幸福！

因為這是你的選擇，你有能力為自己做出這樣的選擇！

繼續閉上眼睛，只跟自己在一起。

再一次看看自己的身體在說些什麼？
你的感受又是什麼？你在想些什麼？
再一次確認自己的呼吸，呼吸永不停止，
它會回到循環的最開始，然後再一次發生，它是深遠的、緩慢的。
好，現在大家可以慢慢地睜開眼睛。

薩提爾
冥想
14

欣賞與道歉

此刻，請與自己的身體確認一下，呼吸，慢下來，

看看你今天是否能夠改變自己的呼吸。

呼吸，慢下來，緩慢而深遠……

有意識地去調整自己的呼吸，緩慢而深長，

讓這股氣息直達你的丹田，

讓自己在這個深長的呼吸節奏中持續一分鐘，體驗它。

當你呼吸時，留意你的身體，留意它體驗到了什麼？

身體是感到涼，還是暖？是很緊張，還是很放鬆？

是喜悅，還是有一些害怕？

你的身體有很多的可能性，留意今天它所傳遞的訊息。

然後，請你欣賞自己的身體並且向它道歉。

為什麼要向身體道歉呢？你又需要欣賞些什麼呢？

比如，你的身體為你做了這麼多，你可以欣賞它。

除此之外，你還可以欣賞什麼呢？

讓自己去發現關於你自己的所有值得欣賞的部分，

關於你自己、你的關係、你的外在，為你的欣賞列出一個清單來。

說到道歉，也許你吃飯很快，沒有顧及身體的感受，你想要為此道歉。

也許你經常熬夜，讓身體很疲憊，想要向身體道歉。

你還想為什麼道歉呢？

去發現關於自己的內在、外在、關係、情境中，想要道歉的部分。

為你的道歉列出一個清單，那會有些什麼呢？

去覺察到，你可以同時欣賞，並且道歉。

在這個深長的呼吸中，為自己做這些事情，欣賞與道歉。

第三部

覺察內在的冰山

薩提爾
冥想
15

從內在和諧到人際和睦

跟自己在一起，現在只需跟自己在一起，嘗試與你的內在接觸。

在薩提爾模式中有一個很美的說法：「內在和諧」。

此刻，先來關注自己的內在。

你每天是如何體驗自己的？

當你早上起床的時候，那一刻，你是否體驗到祥和？

當你晚上躺下的時候，你是否也是處在一片祥和之中？

在日間的每個片刻，你是否處在祥和之中？

在睡夢之中，你是否依然祥和？

請你去留意……

也許，你內心會有個聲音說：

「我不願意看」，或者「我害怕」，或者「好無聊」；

別急著逃走，就只是去留意這些訊息，

留意到這是個提醒，提醒你內在有個地方需要你的關注，

你的內在需要你做一些工作才能達到和諧。

此刻，我們來探索一下關係，

早年你有跟父母的關係，現在或者未來，你有跟伴侶的關係，

這兩種關係，有相同之處，也有相異之處。

我們彼此之間，有相同，也存在差異。

過去，當我們面臨差異時，也許衝突和戰爭就會上演。

國家與國家之間如此，人與人之間亦如是。

你或許已經被教導，要用慣常的方式面對和處理關係中的差異。

而所謂的人際和諧，並非說你有責任，而是說你擁有這樣的能力。

你是非常有能力去創造人際和諧的。

透過學習，你可以學到如何能夠達到人際和諧。

你會發現，當你能夠了解自己、愛自己、接納自己、欣賞自己，

當你能夠與自己很好地相處，就很容易達到那份內在和諧。

當你的內在擁有更多的和諧，你就會更加信任自己，更少地要求別人。

你越能相信自己和他人，你就越有能力付出愛。

對別人多一點愛，就會少一些恐懼，

增進一份連結，這就是從內在和諧到人際和諧的祕密。

再下一個階段就是「宇宙間的和諧」。

無論是在你的小家庭裡，

還是在你的整個人生中曾產生和將要產生的關係裡，

和諧，是可以涵蓋所有的。

今天，看看你能不能再一次與自己的內在接觸，找到自己的和諧與喜悅，

用接下來三十秒的時間，去享受自己的生命……

好，現在歡迎你回來，睜開眼睛，四處環顧一下。

薩提爾冥想16

和自己的關係

我們都活在關係中——與過去的、未來的關係中，

活在與環境、情境的關係中，也活在與他人的關係中。

在所有的關係中，最重要的，是你跟自己的關係。

你跟自己的關係如何呢？我最關心的是你如何關愛自己，如何看待自己。

你是成功的、有愛的、開心的？還是悲慘的、不開心的、生氣的？

你想讓自己生活得更幸福、更平靜、更舒適、更有愛。

而這些幸福需要你自己來負責！

首先，你要去修復和自己的關係，和過去的關係。

在你的內在找到一些幸福、希望，而不僅僅是痛苦、悲傷。

找到一些幸福，如果過去找不到，那就去創造一些。

你可以做決定，你可以決定你要幸福，並去實現幸福。

你是否可以跟自己說，你是有價值的，

你是獨一無二的，同時與他人又是那麼的相似。
你能否跟自己說，你是可愛的，然後去體驗你所說的。
當你這樣說的時候，你的臉上可能會浮現出笑容。
是的，你體驗到了。
就這樣想想自己，你是可愛的，你是被愛的，同時也是愛自己的。
你在自己的眼裡是可愛的，而不僅僅是在媽媽的眼裡才可愛。
你是自己最好的朋友，你可以閃耀生命的光芒。
你不需要去否定自己的悲傷、失望，你可以承認它們。
是的，我就是這樣感覺的，但感覺並不是我。

我的感覺是一回事，我這個人又是另一回事。

我的感覺只是我的感覺，我這個人擁有很多的感覺。

我是美的，我只是體驗到痛苦。

我是值得被愛的，我只是體驗到失望。

看看你能否區分自己的體驗和自己這個人。

然後去改變這個體驗，讓它變得更加美好。

今天，帶著好奇來看看你跟自己的關係。

為自己負責，為自己的生命增加一點色彩，

給自己三十秒鐘的時間，來看看自己……

薩提爾冥想 17

你如何體驗自己？

找一個舒服的地方，放鬆地坐著，合上雙眼，

覺察自己的呼吸，透過呼吸，你進入自己的內在。

你的內在發生了什麼呢？

你可能會感到一些平靜，或者，你感到一些急迫，

那說明，你需要讓自己的生命更平和，

你需要與自己的生命產生更深的連結，你需要更敏銳地覺察。

帶著更高的覺察，你可以更好奇；

更好奇，於是更接納；更接納，於是更有愛。

你現在怎樣體驗自己呢？

當你在體驗自己的時候，你看見了什麼？

你是誰？你想要什麼？

你能否滿足自己的渴望，讓自己可以更負責、更開心、更和諧？

讓自己可以在這個世界上閃閃發亮！

是的，你是存在的一部分，你本身就是珍寶，本身就可以閃耀。

看今天你能否讓自己安處在這種狀態中，

無論是跟自己，還是跟別人在一起，

都能欣賞、慶祝，體驗到一些喜悅——生命的喜悅。

這樣，你就擁有一個更圓融的關係，跟自己、跟他人、跟過去。

你的過去不再對你有那麼大的影響，過去對你來說就只是記憶，

也許是美麗的記憶，也許是憂傷的記憶，但對你來說不再是負擔。

你與過去的關係是中性的，或是正向的。

在三十秒的時間中，享受自己。

然後，深深地吸一口氣，就可以睜開眼睛，看看四周。

薩提爾冥想18

覺察自己的內在

請身體坐直、脊椎伸直，把你的雙腳穩穩地放在地面上。

合上雙眼，把注意力放在呼吸上。

進入你的內在，進入內在那個平靜、和諧的地方。

也許那是個非常安靜的地方，非常的寧靜。

去留意一下你的頭腦是多麼的忙碌，正在一刻不停地說話。

嘗試讓你的大腦慢下來，與你自己待在一起。

在你內在那個寧靜的地方，和自己獨處，去欣賞自己。

現在，我們一起來探索你的內在。

你的內在像一座冰山一樣，有很多層面、互相影響。

而且，比你看到的要多得多！

你會對自己的行為負起責任來嗎？

你有那麼多的感受，你能發現它們嗎？

你如何掌管自己的感受呢？
你的內在有很多想法，像天空中的雲朵，飄來又飄去。
你如何掌管你的想法呢？
你會很理性地對待自己嗎？
你有很多很多的期待，你都如何照顧自己的期待呢？
在你內在深處，有很多的渴望，好像花兒需要陽光及水分一樣。
你如何滿足自己內在的渴望呢？
還是常常需要別人來澆灌你？
你可以讓自己活在內在深處的生命力中嗎？

你內在的各個層面是如何互相適應的呢？
你在冰山的哪些層面顯得強壯而有力量，哪些層面卻比較薄弱呢？
每一天你都花時間去呼吸和成長。
每一天你都會有自己的感受，每一天都會去思考。
而這一切是如何互相適應和協調的呢？
你可否對自己多一點好奇，帶著發現的眼光，
跟自己待在一起，多待一會兒。
在內在的寧靜中，覺察你在哪裡。
你能否覺察這個房間，覺察你的身體狀況，

覺察此時此刻你的感受是怎樣的，
也覺察你有什麼樣的思緒……
覺察你的生命能量狀態是怎樣……
看看自己可以多麼深入地覺察。
讓我們花三十秒的時間跟自己在一起，覺察你自己。
做幾次深呼吸，然後慢慢地回到當下，睜開眼睛。

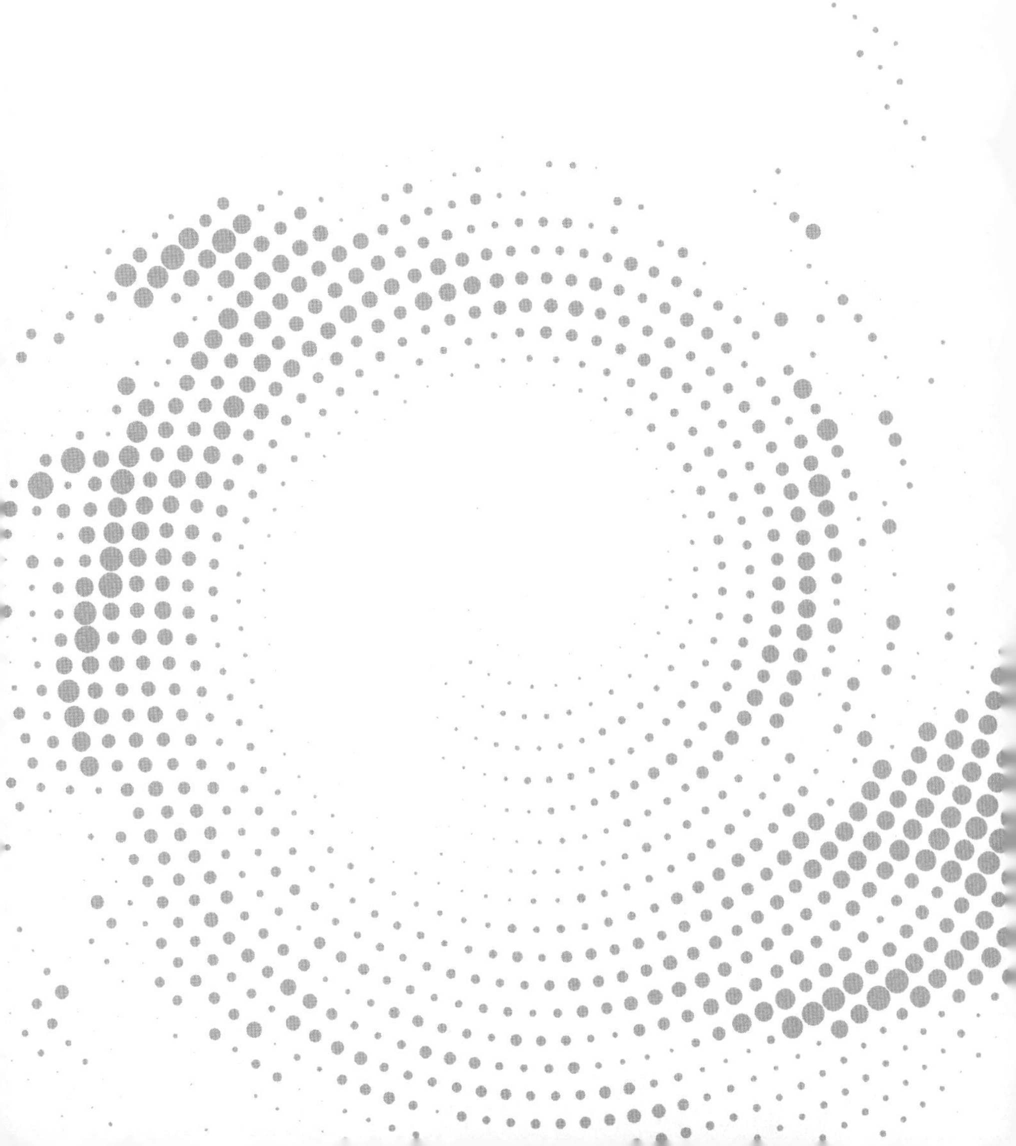

薩提爾冥想19

聆聽你的信使

請讓自己做好準備，身體坐直，合上雙眼，

然後把注意力放在自己的呼吸上。

今天，我們從欣賞自己開始，去欣賞你自己。

你可以找到很多的理由來欣賞，

看你可不可以找到十件事，是你可以欣賞自己的？

同時覺察當你欣賞自己時，你的內在發生了什麼？

覺察的同時，我邀請你來關注生活中那些不那麼美好的經歷，那些負面的感受。

你知道，內在成長的歷程中，療癒自己是不可或缺的部分，

在療癒自己之前，首要的是能夠敞開自己，讓傷痛有機會浮現出來。

一直以來，你可能都想要迴避傷痛的感覺，壓抑它們。

今天，我們從不同的視角來重新認識一下它們。

當過去深深埋藏的東西浮出水面，你可能會因為傷痛而感到害怕。

今天，你可以做的不同以往——去接納這個部分，欣賞這個部分。

欣賞自己終於有一個成長的機會，

讓一些傷痛浮出水面，從而有機會得到療癒。

所以，真誠地去歡迎這浮現出來的部分，哪怕你並不喜歡，甚至想逃。

比如，你的傷痛、你的恐懼、你的憤怒。

歡迎它們，它們都是你的信使，在給你送信。

歡迎它們，歡迎這個信使，聆聽它們傳送的信息。

你可以對它們說，謝謝你把信息送給我。

然後，你可以做出決定：「你們可以存在，並且為我服務，我不害怕你們。」

接著，你就可以改變過去的經驗帶給自己的影響和衝擊。

今天，請你帶著覺察，帶著接納，帶著愛，

去聆聽你內在的信使，欣賞你的信使。

有了它們，你的生命會有機會變得不同。

花一點點時間與自己待在一起。

當你準備好的時候，請慢慢地睜開你的眼睛。

薩提爾
冥想
20

探索內在冰山

當你準備好的時候，請合上雙眼。

我在薩提爾模式中給大家發出的第一個邀請，就是活在內在。

薩提爾模式中有一個非常美麗的比喻，那就是冰山，它可以幫助你進入內在。

什麼叫內在呢？你會在內在發現很多的東西，內在很複雜。

作為一個成年人，你有責任來照顧自己的全部。

在身體層面你是個成年人，在大腦層面你是個成年人，

希望你在靈性層面、情感層面也是個成年人。

我們一起來探索內在的冰山。

留意到，當你邀請自己合上雙眼時，眼睛就這麼做了；

留意到，是你來掌管你的身體；

留意到你自己的呼吸，聚焦在呼吸上，並欣賞這一點。

你並不需要任何思考，身體就自然而然在呼吸。

留意你的身體，你的身體一直不斷地跟你訴說。

如果你留意傾聽，能否聽到它在說些什麼？

有些人在疲累、飢餓的時候，才能聽到的身體的呼喚？

如果你聽得到，你是否能接納？

也許你並不喜歡它所說的，可是你可以去接納。

如果你能夠接納，那你就可以跟自己的身體交流。

告訴你的身體，你有多麼地欣賞和感謝它。

你甚至可以詢問：「我有沒有過度使用你？讓你感覺不好？」

「哦，抱歉，我過度使用了你，有時候甚至虐待你，

我很抱歉，我很遺憾，我對我的無知無覺和過度使用感到很遺憾，

我承諾我會更好地照顧你……」

看看你能否做到這一點——更好地照顧自己的身體。

然後請你留意一下，內在的另一個部分——你的感受。

你現在的感受如何？

你可否了解，你此刻產生的某幾種的感受？

請你記得，感受屬於自己。

很多時候，你的感受掌控了你，

但今天，你發現：感受像天上的雲朵，來了又去。

而你，是那片天空，

你可以來掌管，掌管自己的感受。

然後，你可能還會有些想法，是關於自己及他人的。

這些想法有些變成了你人生的腳本，決定了你的行為和感受，

甚至暗暗地決定了你人生的走向。

從現在起，你可以把這些想法完全收歸己有嗎？

不是讓它們掌控你，而是你來掌管它們。

你會有一些期待，對自己的期待，對他人的期待，以及你認為他人如何期待你。

有些期待形成了你自己內在的張力，以及你和他人之間的張力。

如何看待別人對你的期待，也是要你面對的重要選擇。

很多時候你希望別人來為你的期待負責，

此刻，你可否做個決定，對自己的期待負起責任？

然後你的內在還有很多渴望，就像花兒需要土壤一樣，

你也需要愛、接納、認可、意義、成就感，這些都是你的渴望。

很多時候，你都從別人那裡滿足自己的渴望。

現在，更重要的是，你想要了解自己是誰，

為自己負責，為自己的渴望負責，

自己給予自己接納與愛，自己滿足自己的渴望。

在冰山的最底層，是你的生命能量，去跟這個很美的生命能量連接，

它會給予你喜悅，給予你平靜，給予你幸福。

當你顯化你的生命能量時，你就是活在當下。

這是你的天性，你可以活在這裡，你可以成為它，

然後去和世界上其他所有的一切分享，

因為在這個層面，你和世界是連結在一起的。

薩提爾
冥想
21

我和你的相遇

當你準備好了，請合上雙眼，進入內在。

跟你分享此時我看見的畫面：你是可愛的，你是值得被愛的，

你是宇宙能量的一部分，你是獨特的，你又是普通的。

如果你進入到更深的內在，你會找到這樣一個空間，
那就是你自己，你的名字也在那裡。
你是獨特的，你是宇宙的一部分，你正在為這個宇宙送上一份禮物。
感受一下這份體驗，你是這整個宇宙的一部分，
看看這體驗是否可以讓你和我有更多的連結，
或是讓你和他人的連結越來越緊密。
你可以在這個層面連結，是因為我們正在成長著，
像宇宙在延展著，我們也在延展著。
就在內在深處，發著光，閃耀你的能量！

你願意幫助他人，因為他人也是你的一部分，你們連結在一起。
薩提爾女士曾經說過：內在和諧、人際和睦，我們擁有祥和與愛。
你能否讓自己去體驗這份連結，
不僅僅是知道，也不僅僅是喜歡，而是真正地去體驗到這份連結。
請你思考一下，在現有的基礎上，你還可以為自己增添些什麼，
讓你可以成為更明亮的光芒，更閃耀的一顆星，更幸福、快樂的一個人。
在這樣的成長旅途中，你和我都是被首選的，
用這樣的方式，我遇見了你，你遇見了我，我們互相遇見了，
你是否能感受到這份特權？

你的內在升起一份感恩和祝福，那是你的生命之光。

現在，檢查一下，你的身體發生了些什麼？

是流淚了還是帶著一抹微笑，檢查一下，並感激它。

薩提爾
冥想
22

為自己調頻

找一個舒服的地方放鬆地坐著，合上你的雙眼，開始覺察你的呼吸。

透過一呼一吸，你進入自己的內在，去留意你的內在發生了什麼？

你是否可以為自己調頻呢？

看你是不是可以自己調節到和諧的狀態。

有的時候，當你嘗試要穿越一座黑色的森林，

你卻把自己融入了這座森林。

這座黑色的森林，可能是悲傷、孤獨、害怕。

其實你需要的，只是經過它，穿越這份體驗，穿越這個壓力。

你不是那座森林，你只是要經過它。

你不是悲傷、孤獨、害怕，你只是在體驗並且穿越它們。

你不斷地調頻，然後，你就能去到內在那個和諧一致的地方。

如果你無法體驗那份和諧，或者說有什麼擋住了路，

請你留意，是什麼阻礙了你？

發現這些，你就可以移除那些阻礙你的東西，

去修復，讓自己更加和諧。

可惜的是，大多數的人，現在都找不到那個地方。

試試看你能否調節自己，在內在找到這樣的地方。

在那裡，你覺得寧靜，你覺得和諧，你覺得幸福！

那是你的家，你需要做的就是去接納、欣賞和感謝。

此刻，我邀請你：回家吧！

薩提爾冥想23

愛自己

請以一個舒服的姿勢坐下來，把注意力放在呼吸上。

今天，請你改變自己的呼吸。

讓呼吸慢下來，更加的深入，更加的慢。

慢慢地深呼吸，讓你自己慢下來，不需要任何的壓力。

首先，請開始去覺察你身體的感覺。

去覺察你的思緒和念頭，覺察你的感受。

去覺察你身體的溫度、你的聲音。

去覺察你周圍的環境、你所在的地方，能量狀態是怎樣的？

去覺察這一切。

然後，讓自己進入到一個欣賞與感謝的狀態。

你會欣賞與感謝些什麼呢？

看看你能不能找出五十件值得欣賞與感謝的事？

你的數字可以再增加，你欣賞你自己，你也欣賞其他的人。
你在欣賞一些事情，也欣賞你的生命。
在你的生命中，你不能改變曾經發生過的事情，
但是你可以改變這些事情對你的影響。
就像在修理房子一樣，你能否也欣賞這些過往？
修理房子的同時，去播種一些新的植物，讓它們在你的花園中成長。
讓自己進入更和諧的狀態。
現在，把焦點放在愛上面。
看看愛對你來說意謂著什麼。

關於愛這個概念，看看你可以進入到多麼深的深度。

愛我自己，愛其他的人，跟宇宙的愛去做連結。

最深的愛，是來自宇宙的愛，那意謂著你跟所有的一切都是和諧的。

今天，給自己一個機會，去表達你的愛。

你可以用很多的方式表達你的關心、連結、接納。

你可以跟人靠近，觸碰他們，或者為他們做一些事情。

有很多的方式去表達，去愛別人。

在接下來的一分鐘裡，

看看你是否能夠用更敞開的方式，更大方的、更多地去表達你的愛。

同時，請留意，在你向別人表達愛之前，要讓自己先做好準備。

首先，讓自己是和諧一致的，才能真的愛別人。

所以，從愛你自己開始。

我問你一個簡單的問題，你愛你自己嗎？

有人可能回答說：是的。

那你愛自己有多深入？你是有條件的愛自己嗎？

因為成功了你才會愛自己嗎？如果你失敗了呢？

愛自己，這是一個很大的問題，是每個人必修的功課。

今天，無條件地愛自己，接納自己，不關乎你做了什麼，只是因為，你就是美麗的生命。

在接下來三十秒的時間中，和自己在一起，

請你對自己做任何你想做的事情。

當你準備好的時候，可以睜開你的眼睛。

薩提爾
冥想
24

對自己慷慨

慷慨的意思是接納和關愛。

我的第一個請求是請你對自己慷慨。

你可以接納，保持友善，這就是慷慨。

在你的成長過程中，有誰對你慷慨？

那種感受是怎樣的呢？

此刻，回顧那個經歷，並體驗被人慷慨對待的感受……

在過去的時光中，你對誰是慷慨的？

你可否回憶一下，你是如何慷慨的？

關於慷慨，更多的是他人對你還是你對他人？

你對此有什麼新的發現？

你對自己有多慷慨呢？

在多大程度上，你能夠讓自己開心呢？

評估一下，你是如何做到慷慨的呢？

請注意，討好並非慷慨。

慷慨是發自內心的，是我們生命的能量。

你對自己的慷慨了解多少？

關於你的慷慨，你是否滿足？

如果你想要再多一點慷慨，要對誰更慷慨呢？

在這裡，我有個提醒，那就是更加的友善，

不去評判，而是更多接納，

哪怕是之前自己不夠慷慨，都可以更友善地接納，然後才是改變。

讓你生命中的每一個部分都帶著慷慨，不去評判自己，而只是評估自己。

這樣你就可以提升，可以和你自己更親近。

我們再往前走一步，看看你是否可以寬恕。

當你沒有那麼慷慨的時候，你是否可以對自己慷慨，同時原諒自己。

原諒你的媽媽，原諒你的爸爸，原諒你的伴侶，同時，原諒你自己。

當你完成了原諒、寬恕，你也就準備好了要去彰顯你自己。

你是否願意彰顯自己的生命能量，你是否願意去慷慨？

我欣賞與感謝你，我希望你也欣賞與感謝自己。

我接納你，我希望你也能夠接納自己。

現在，就和自己待在一起，不需要做任何工作，
只是去傾聽一下心跳之間，或者是兩個話語之間的空隙。
如果你能聽到那份寧靜，那是很大的力量，
給你三十秒，看看你是否能傾聽到寧靜。

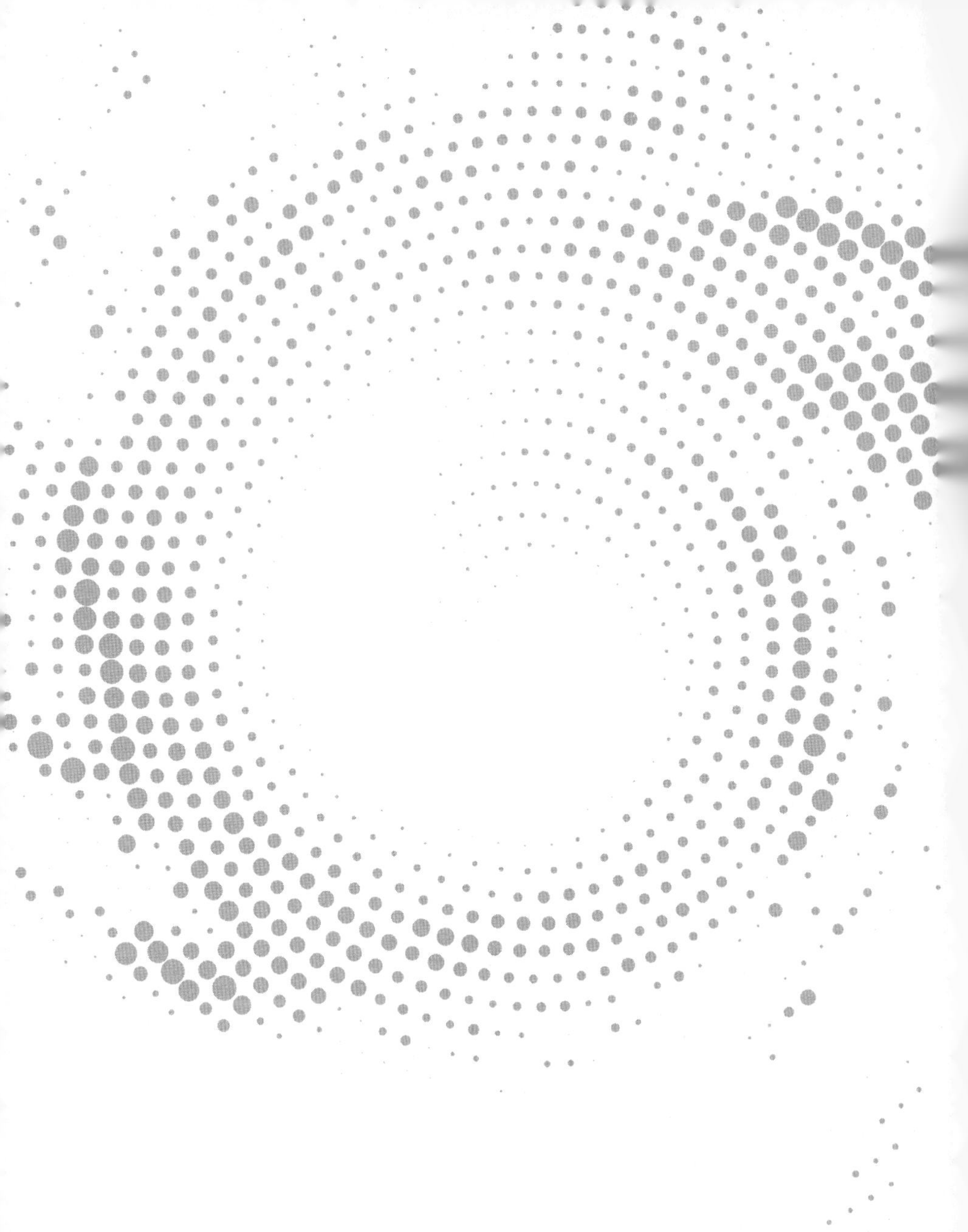

薩提爾
冥想
25

回家

若你坐好了，就請合上雙眼，將注意力轉移到你的呼吸上。

也請你坐直，讓你的脊椎挺直。

就好像你頭頂有一根細線，輕輕地往上拉你坐直一樣。

這樣你的能量就可以在全身流動。

同時留意到，透過呼吸持續地放鬆，也會幫助你的能量流動。

這樣，你在冥想中就能更敏銳地覺察。

好，進入你的內在，在那裡找到你的生命能量。

回家，回家，回到內在的家。

當你回家的時候，你會有些發現。

通常，你會發現一些寧靜和祥和。

而有時，你會發現，家正在開一場瘋狂的派對，

所有的東西，都在混亂當中。

看看你在裡面發現了哪些面孔？

看看你是不是可以看到寧靜、祥和？

看看你今天是否願意由我引領你回家。

有時，要去那個平和的方向，是很困難的。

你想去哪兒呢？或者你還在想著昨天，還想著別的事情。

那麼，你的選擇是什麼呢？

哪怕你還沒有回歸寧靜，你都可以做出選擇——你要帶著寧靜回家。

回家以後，一個層面的發現是寧靜，而另外一個層面的發現則是喜悅。

你是不是可以找到更多喜悅？

喜悅是另一個層面的能量，是更高層級的能量。

還有一個更高的能量是祝福，喜悅地祝福。

然後，你就可以把內在的喜悅、祝福、寧靜，帶到你外在的生活中。

如果你是一個母親，你可以把這股能量帶給你的孩子；

如果你是一個丈夫，你可以把這股能量帶給你的太太；

如果你是一個治療師，你可以把這股能量帶到工作中。

而這一切都是由你在掌管，你是自己的主人、領袖。

你可以成長，給自己多一點珍視，

你很重要，你有能力，你很珍貴！

然後，再看看有什麼在阻礙你回到自己的家。

傾聽你自己內在的陳年老歌：

「我不開心，我很憤怒，我害怕，我不舒服，我不夠好……」

這些老歌還在影響你嗎？

也許你可以給自己重新編一首新歌：

「我是獨特的，我是特別的，我是值得被愛的，我是宇宙能量的彰顯。」

今天，就去體驗你自己，

你真的很美好。傾聽一下你的新歌，你真美好！

我希望你能夠經常回家。

回家，就是你如何在內在體驗自己，

如果有些什麼在阻礙著你，你可以選擇修復。

如果你有客人來，你可以在自己的家裡歡迎他們，

你可以和你的客人在內在有很好的連結，

你也可以和你的客人分享你內在的寧靜、祥和與喜悅。

此刻，給自己發送一則訊息，一則關於欣賞與感謝的訊息。

給自己多一點時間，在這兒，在你的家裡。

未來，你自己也可以回家，你自己也可以做到。

當你準備好了，請慢慢地睜開你的眼睛，慢慢地四處看一下……

薩提爾
冥想
26

發現你的好笑

現在，合上雙眼，想像你在看著一面鏡子，

你看到了自己，然後呢？

這一次，你嘗試在鏡子裡發現，自己是多麼的好笑。

你是如此好笑的一個人。

花幾分鐘去試一下，去看這面鏡子，

你可以把右手舉在面前，面對著掌心，

想像這隻手就是一面鏡子，在鏡子前看一下自己。

自己看起來是多麼的好笑：一個鼻子，兩隻眼睛，一張嘴巴。

太好笑了！

你能否看到自己好笑的那個部分？

有時，我們是這麼的好笑，卻把所有的事情看得那麼嚴肅。

哦，早上我把牛奶打翻了，我非常沮喪……

這太好笑了！

我找不到鞋子，我很煩惱……

這太好笑了！

我喝了一口水，太冰了，然後我就很不開心……

這太好笑了！

這就是我們身上好笑的那個部分。

但是，你可能壓根就笑不出來，

因為你太嚴肅了，阻礙你發現好笑的部分。

而當我去看自己的時候，我覺得挺好笑的。

太好笑了，所以我就很開心！

我也想讓大家都看到，其實我們也是很好笑的。

接下來，放下你的「鏡子」，進入內在。

在你的內在，去找到你的美麗、你的珍寶、你閃閃發光的能量。

你能否可以找到這個珍寶，你內在最珍貴的寶貝。

留意自己的呼吸。

留意自己的呼吸變得更緩慢、更平靜。

是的，你是珍寶，你是有意義的，

你閃閃發光，帶來喜悅，非常的美。

今天，也許你可以承諾：「我會繼續視自己如珍寶，我是有價值的！」「我的存在是有意義的，我可以持續成長。」

看看你能否承認，在某個層面上，我們是一個笑話；

而在另一個層面上，我們是宇宙的一部分——宇宙的能量。

很複雜，你可以慢慢去認識自己，了解自己是誰。

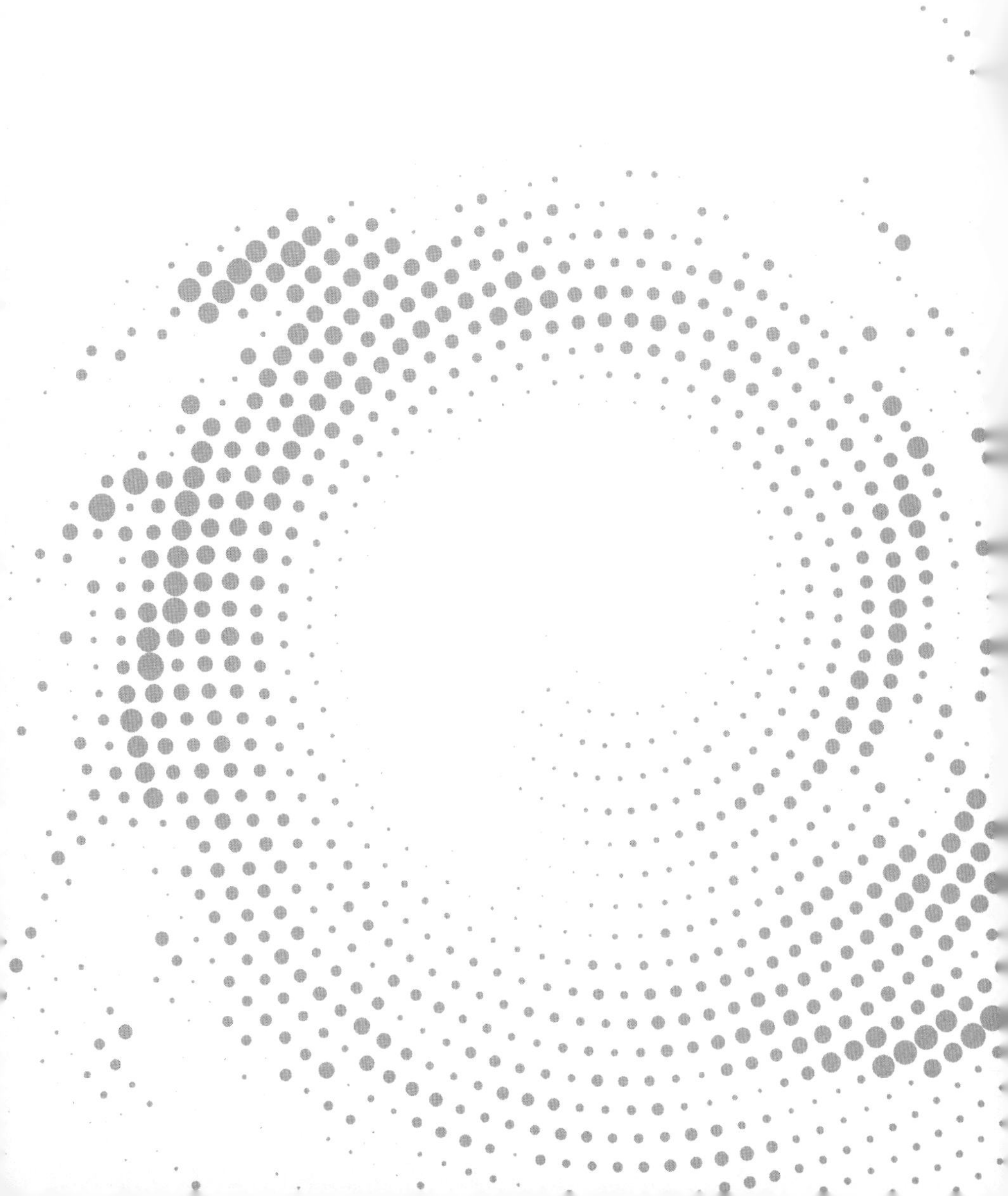

薩提爾
冥想
27

寧靜

進入內在，跟自己連結。

我們有各種各樣的體驗，就在這個當下，請體驗你自己。

當你內在所有的一切都處在和諧之中，你可能會感覺到一份寧靜。

此刻，你是否樂意去傾聽這一份寧靜？

有些人會說，我很忙啊！

是的，很少有人能安靜下來，人們沒有時間來進入寧靜。

今天，請給自己這樣一個機會，就處在這一片如如不動當中，

聆聽你的心在跳，聽你的心跳聲，在每一次心跳之間，發生了什麼？

或許，你可以聽到心跳與心跳之間，有一個短暫的停頓。

就是在這停頓之時，你的心得以休息，得以保持寧靜。

你能否讓自己去體驗到這一份心跳之間的寧靜。

很多人太久沒有聽過自己，更無法傾聽那份寧靜。

今天，請你去感覺一下，用一種不同的心態，去傾聽這份寧靜。

在你的心裡，在你的頭腦中，跟這一份寧靜連結。

你會感覺平靜與祥和。

花幾秒鐘的時間，來享受這個片刻。

把其他的聲音，內在的或外在的，都放在一旁，

讓自己沉靜下來。

你有沒有發現，我所說的這些話當中，

在上一句和下一句之間，也有一份寧靜。

你能否在字裡行間，聽到這一份寧靜？

你是否能夠在你所在的房間裡感到寧靜，

就像是曾經經歷了一個小風暴，風慢慢停下來，慢慢重歸平靜。

你可以去想像，也可以體驗到它。

然後，你臣服於自己的寧靜。

接下來的三十秒，和自己的寧靜待在一起。

薩提爾
冥想
28

掌管自己的想法

請合上雙眼，留意你的呼吸。

好奇一下，此刻你的內在發生了些什麼？

請把注意力聚焦在你的想法上，觀察你此刻的念頭。

你，正在想什麼？你的念頭正在此時此地嗎？

你一定會發現，要管理自己的念頭是很困難的事情。

我們常常把「自己所想的」與「我們自己」兩者混為一談。

去留意，你是否常常活在想法中？

你能否意識到，想法是屬於你的，你可否只是去觀照它？

我把想法當作是雲朵，它來了又去，它來無影去無蹤。

在薩提爾模式中，我們倡導這樣的理念：你能夠更好地主宰你的念頭和想法。

你可以去觀察它、管理它，一切由你來做主！

這是個多麼有趣的想法啊！

更深入地了解想法，會觸及你的信念、價值觀，
很多時候，是這兩者去管理你的想法。
你思考，同時用信念和價值觀來評判，
這樣你就變得非常辛苦，內在有不同的聲音在爭論，甚至打架。
現在，我請你對自己的想法有更多的覺察、更多的掌控。
這樣你就可以對想法負起責任。
我想請你去思考，你如何能夠掌管呢？
看看你是否可以有這樣的想法：「我是可愛的，我足夠好，我是負責任的。」
只是去想一想，練習一下：「我喜歡人們。」

想一想：「我享受自己的生命。」

想一想：「我將會對自己更加負責。」

想一想：「我是可愛的。」

沒有別的，只是去想想這些。

「我可以為這個世界做出貢獻」這個想法怎麼樣？

發自內心地想一想：「我享受生命。」

「我是可愛的，我喜歡自己，我愛自己。」就像這樣嘗試一下。

你會發現，你有很多很多的想法，其中大部分是自動化的、無意識的。

想要更好地掌管想法，對我們每個人而言，都是非常棒的挑戰。

因為，你創造自己的想法，想法又變成了事實。

而你正在做的，正是把變化帶到內心中。

接下來的三十秒，就和自己的想法在一起，並發現一些不同的體會。

薩提爾
冥想
29

成為自己

靜心冥想的意思，是指進入自己的內在，

歸於中心，進入自己的生命能量。

當你們準備好的時候，請合上雙眼，準備好進入內在。

今天，邀請你做的第一件事情，是欣賞自己。

進入你的內在，接納自己，喜歡自己，欣賞自己。

我的問題是，你將怎樣度過你的一生呢？

我不是說你這一生要做些什麼，而是你要用什麼方式來度過你的一生？

是有意義的，還是相反？

或者，是像一隻貓一樣不斷地追逐自己的尾巴？

你將怎樣度過你的一生？你生命的意義在哪兒？

你將會對這個世界貢獻些什麼？

還是，你僅僅是一個角色——

一個職員、一個老闆、一個母親、一個丈夫，一個女兒……

這些都只是角色，而你是誰？

如果你只是在角色中度過你的一生，

那你就沒有時間來成為自己了。

如何能夠成為自己呢？

作你自己，意謂著和你的人生和諧共處。

作你自己，意謂著和你的生命能量和諧共處。

我們通常稱之為和諧，或者稱之為步調一致。

傾聽自己，在你的內在深處。

你聽到自己的寧靜，找到那份寧靜的感覺，那就是屬於你的和諧。

接下來的三十秒，

請你在內在深處，體驗你的和諧，享受這份和諧，成為你自己。

薩提爾
冥想
30

享受自己

請你合上雙眼，留意自己的呼吸。

首先，檢查一下自己身體的感覺。

對大多數人來說，了解自己身體的感覺是最困難的。

把你的注意力帶到你身體的內在感知上。

先從你的雙腳開始，雙腳有什麼感覺，你留意到了什麼？

注意力來到雙腿，雙腿有什麼感覺，你留意到了什麼？

注意力來到臀部，臀部有什麼感覺，你又留意到了些什麼？

還有你的胃部，胃有什麼感覺，你留意到了些什麼？

還有你的心，有些人能聽到自己的心，那裡有什麼感受？

還有你的呼吸、你的肩膀，你在這裡有什麼發現嗎？

注意力來到你的臉，這裡的感受如何？

你身體的感受是什麼？你身體感知到的是什麼？

現在，我們從身體來到內心，

來看看自己心裡的感受，心裡的感受也是在內在的。

你體驗到的是喜悅、興奮、迷茫，還是不耐煩、批判、害怕？

這些都是感受。

可能還會有憤怒、恐懼、壓力，它們也在身體裡。

你覺察了身體，覺察了內在感受，你的內在還有什麼呢？

還有念頭，像天上的雲，來又去，念頭會到處遊走，從這裡到那裡。

很多人擅長留住自己的念頭，尤其是那些讓自己不開心的念頭。

你是否觀照過自己的念頭呢？

當我在觀照自己念頭的時候，我意識到：它會自己來來去去。

是你掌管自己的念頭，還是念頭掌管你？

你可以掌管自己，掌管你心裡的感受、身體的感受和你的念頭。

然後你可能會問，內在還有別的嗎？

還有更深入的東西，叫作能量。

你接觸自己的能量，然後會發現，你是很美的，

你就是生命的能量，你是有價值的。

你是否能享受，你這個人？

你是否能享受，你將要成為的這個人？

享受「你這個人」以及「你將要成為的這個人」，同時去享受這兩者。

就待在這裡，待在這個享受的狀態中。

當你準備好的時候，慢慢地睜開眼睛，向四周看一看。

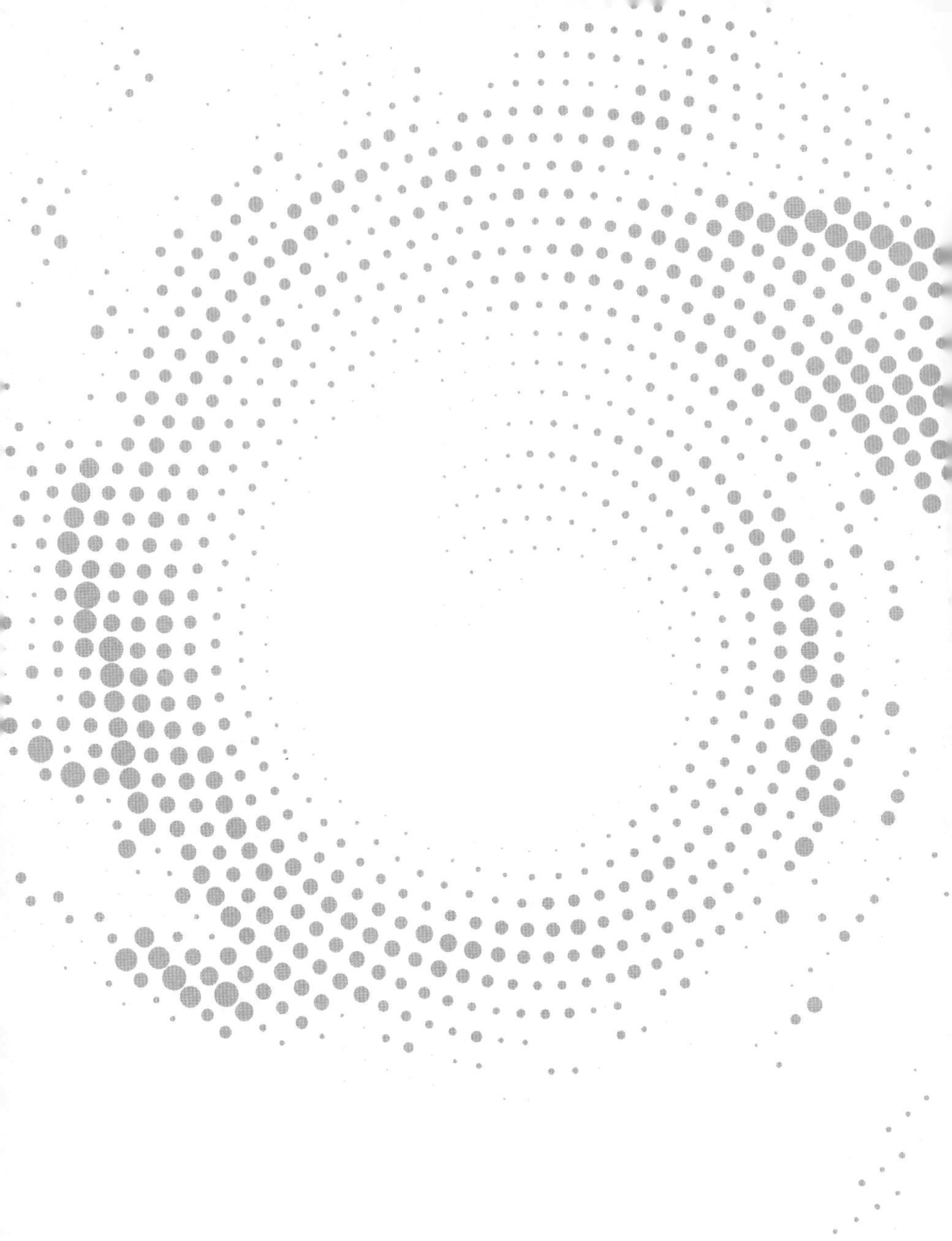

薩提爾
冥想
31

生命，從機會中開始

一直以來，你都擁有很多機會，你有很多機會可以改善與自己的關係，

很多機會掌管自己，為自己負責，很多機會創造一段新的關係，

你，有沒有把握這些機會呢？

當我回顧我的過去，發現我也曾經有很多的機會，

我可能錯失了一些，但我所能做的，就是把這份遺憾放下，

否則，我會一直抱怨自己。

所以，在我的書桌上有這樣一句話：「每一天，都從眾多機會與可能性中開始！」

今天，也同往常一樣，我們將擁有大量的機會。有些機會儘管看起來很小——

哪怕只是一個微笑、一聲招呼、一個欣賞，都會帶來無限的可能。

我們擁有很多機會，讓我們在每一分鐘都經驗自己的生命。

想要發現這些機會，需要我們對一些細小入微的事情有更多覺察。

今天，帶著對機會的覺察，讓你的生命從這些機會中開始。

第四部

改變與創造

薩提爾冥想32

向過去告別

找個地方舒服地坐下來，當你準備好的時候，就可以閉上眼睛。

觀照自己的內在，今天發生了什麼？

今天，是你的第一天，過去的都已經過去了。

今天，是你餘生的第一天，

看看你所擁有的選擇，你所擁有的很多可能性。

透過提升自己的覺察力、自己的選擇力，

你可以更有效地掌管自己的生命！

你想擁有幸福的人生，你可以選擇幸福，可以選擇成功。

同時，你可以選擇告別——和痛苦告別，和悲傷告別，和憤怒告別，

為自己的幸福和快樂負起責任。

還記得嗎？當你還是小寶寶的時候，你要學習如何走路，

有時，你想要爸爸媽媽背著你。

可是，現在作為成年人，沒人能夠背你，你也不願意讓任何人背你。

哪怕你腳部受傷，步履蹣跚，

你可能也只是需要一根拐杖來幫助自己走路。

同樣，在人生的道路中，你可能也需要一些人來支持和幫助自己，

但沒有人可以背著你走，他們只能幫助你，

直到你度過難關，可以自己行走。

你也知道，行走是你自己的工作、自己的責任。

今天，此刻，你正開始你餘生的第一天，

你可以在今天和過去告別，同時迎向新的人生。

現在，看看你能否更深入地欣賞你自己，

你的生命能量，以及欣賞你辭舊迎新帶來的興奮與希望！

接下來的三十秒，和自己在一起。

然後，你可以慢慢地睜開眼睛。

薩提爾
冥想
33

從過往中走出，為生命負責

此刻，請你留意你的呼吸，在呼吸的同時，告訴自己：

「我是有價值的，我可以為自己負責，為自己的幸福快樂負責。」

是的，不管過往如何，你都有機會為自己負責。

你的內在有一個裝載痛苦的房間，

你慢慢長大，可是你的過去卻與你形影不離。

曾經有一位老師經常批評你，所以你也學會了批評。

你的父母很刻薄，雖然你不喜歡，可是你也學會了刻薄。

這些過去的經歷，至今還在影響你，阻礙你變得快樂和幸福。

今天，作自己的主人，你可以去清理自己的痛苦，改變這些模式。

在這些痛苦面前，你通常有三個選擇：

你可以選擇受苦，或者睡覺，或者改變。

受苦的意思是對痛苦有所覺察，卻還停留在那裡。

睡覺，則是讓自己昏昏睡去，讓自己痲木、逃跑、躲避。
改變意謂著要有覺察並且成長，這是我們要做的！
今天，你可以做個決定，不再複製其他人的方式，
不再讓過往的傷害持續影響自己，
讓你自己的內在縈繞一些新的音樂，帶著愛，帶著接納……
你要改變你的內在，為自己的生命做出一個新的決定。
第一個決定：你是一股獨特的生命能量，你，是珍貴的。
第二個決定：你是有價值的，你可以被療癒，
你可以成長，你可以閃閃發光，可以彰顯自己。

第三個決定：你要活在當下，

不是活在過去，也不擔心未來，就只活在當下。

是的，這是你的生命，是你自己的決定，由你來掌管。

通常，我們等待別人，或者尋找領袖，讓他們來為我們負起責任。

現在，你是自己生命的領袖，你可以自己關愛自己，運用自己的資源。

你為自己的生命負責，創造你想要的生活！

薩提爾
冥想
34

創造自己的現實

請找到一個地方，讓自己舒服地坐著。
身體毫不費力，自在地，和自己待一會兒。
請你合上美麗的雙眼，專注在自己的一呼一吸上，在呼吸的波浪中，讓自己慢慢沉靜下來。

今天，邀請你，和我一起去旅行，在自己的頭腦中，創造一段美妙的旅程。

在你的頭腦中，去創造一個這樣的小島，很安全，非常美麗，

鳥語花香，鬱鬱蔥蔥，小溪潺潺流過，小魚兒自由自在地優游。

你在那兒，放鬆地，自在地，安全地，你可以坐著也可以躺著。

你享受這樣一個人的時光，想待多久就可以待多久。

然後，你還可以帶一個朋友和你一起去這個小島。

可以是任意一個朋友，你最好的朋友或者你的家庭成員，

你的愛人、孩子，或者一個陌生人，任意一個人。

只要你感覺跟他是有連結的——在生命能量層面的連結，

你想要和他分享美麗的一天。

你就將他帶上你的小島，

在那裡，你們一起玩、一起欣賞美景，一起說說話，分享彼此的能量。

可能是興奮，或是喜悅，或是寧靜，你自己決定。

想像一下，生命中的小島，享受這可愛的小島……

在那裡再多停留三十秒……

現在，覺察你的身體發生了什麼，你的能量有什麼改變？

你在腦海裡創造了一個虛構的旅程，卻影響你的身體，改變你的能量。

你有沒有發現，你的頭腦是非常強大的，它可以創造畫面，創造體驗。

你可以透過想像，透過視覺化來體驗，即使你並不真的在那裡。

你有這個能力，讓這個美麗的體驗發生，你可以創造自己的現實！

看看你是否意識到，每一天，你都在創造自己的現實。

知道了這一點，你就可以問自己：在你生命的每一刻，你是如何生活的呢？

你是活在過去，還是未來，還是當下？

也許，你決定創造你的幸福生活，幸福的現實，

基於你的智慧，基於你的愛，基於幸福快樂，來創造自己的現實。

最後，跟這個小島說再見，然後，回到現實中。

你隨時都可以回到你的小島，你記得那裡的幸福寧靜，

同時，你也記得你隨時都可以創造你在生活中想要的。

請你把剛才的體驗放到你的記憶盒。

準備好的時候，你可以慢慢地睜開眼睛。

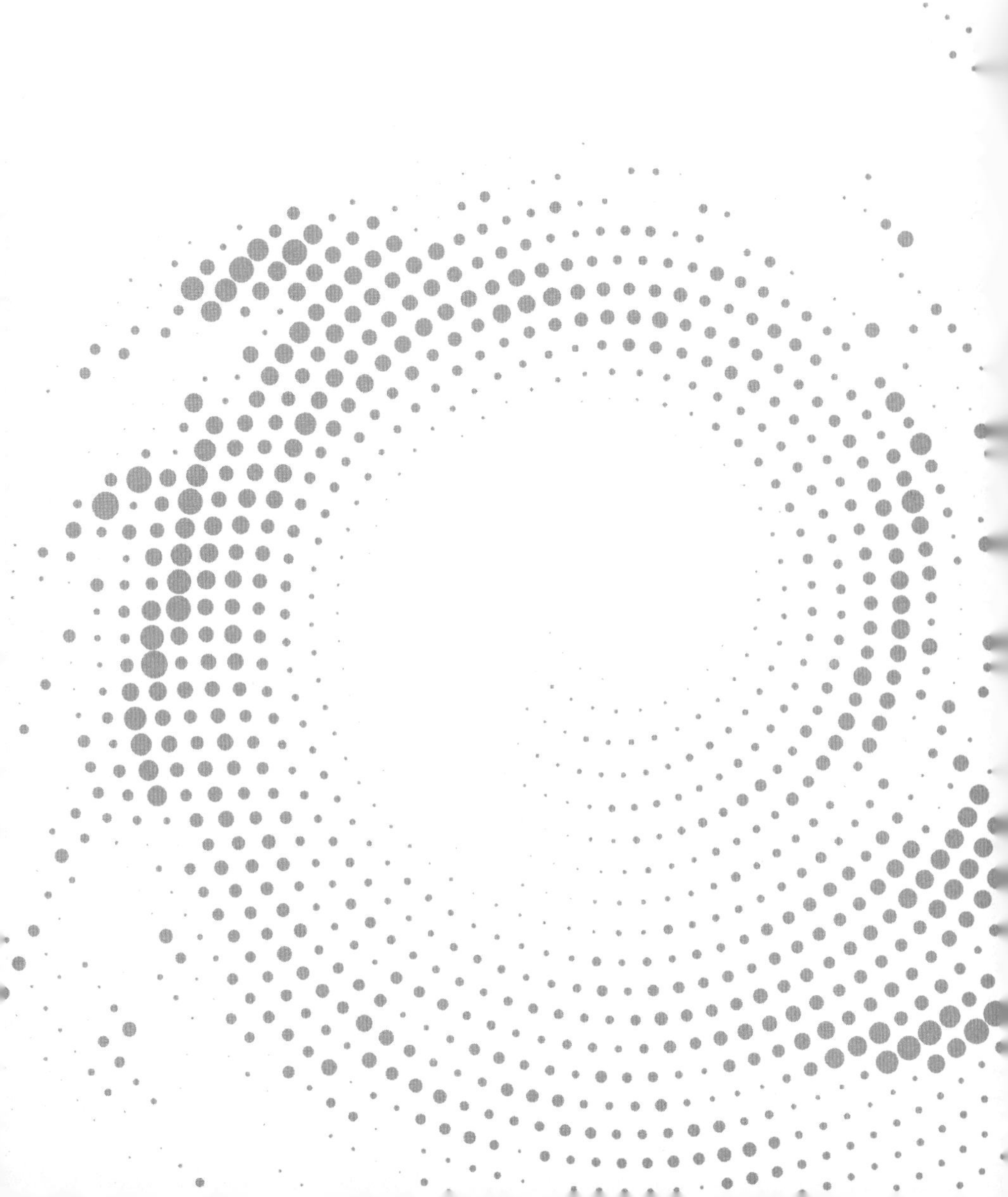

薩提爾冥想 35

改變

合上雙眼，進入自己的內在。

留意你的呼吸，欣賞你的呼吸。

此刻，外在的事情逐漸從你的世界中淡出。

你需要做的，只是去放鬆，去留意自己的內在發生了什麼。

此刻，你有什麼樣的感受呢？

再將你的注意力放在思緒和念頭上。

現在，有些什麼樣的念頭浮現在腦海中呢？

今天，我們一起關注：改變。

改變，包括要修復一些東西，也包括成長。

我們想要把過去的傷痛放下，把它們修復與轉化，

這樣，你就可以完全地活在當下。

你可否欣賞自己到目前為止所走過的旅程，

不帶指責與評判，只有接納，

沒有人是完美的，你不可能完美，

就是接納、如你所是地接納、欣賞。

我有一幅畫面要分享給你：

你正在修理你的房子，同時，要在你的花園裡做一些園藝工作。

你看，你可以改變，同時也可以去成長，去提升。

看看關於你自己，有什麼是需要去修復的，又有什麼是可以去成長的？

此刻，此生，你要去哪裡？

看一看你要去的那個方向，正向的方向……

在那樣有限的無限中，讓自己成長。

或者，你也可以去做一些增加和補充的工作，

你可以增加這個部分：

「無論發生什麼，我都願意選擇幸福快樂。」

「我很平和，我很慷慨大方，我帶著很多愛。」

然後，你留意到你可以對自己大方，對自己關心。

你可以再增加一個部分：

「我是這麼獨特，我是這麼與眾不同。」

「同時我也喜歡別人，願意與人連結和分享。」

最後，你再增加一樣：

「我是一顆閃亮的星星，是宇宙中閃閃發光的一部分。」

「我是宇宙的一部分，我只需要去閃閃發光。」

「我不需要去跟其他的星星比美，我就是我這顆星星。」

給自己一點點時間，去回顧一下你的這份體驗，

你的體驗如何，你感受到了什麼，學到了什麼？

再做一次深呼吸，然後可以睜開眼睛。

如果可以，請和周圍的人進行一點點接觸和連結。

薩提爾冥想36

給宇宙發送訊息

此刻，你那裡的天氣如何，有陽光嗎？

有時候太陽在閃耀光芒，有時候太陽躲在雲層後面，

它依然閃耀光芒，只是你看不到而已，

它一直都在閃耀光芒，散發溫暖！

我希望此刻，你和太陽做連結，

不管你能否看到陽光，太陽都在為你而閃耀，

而你可以像太陽一樣，給整個世界，帶來喜悅，帶來溫暖……

你和太陽一直是連結在一起的，你和宇宙也是如此。

看看你是不是可以給宇宙發送一些訊息，

你可以想像一下，你有一些訊息，把它們發送到太空，

你發送訊息給宇宙，也許宇宙正在傾聽。

此刻，你有很多的訊息，去找到一個你想要發送的訊息，

然後，把它發送出去，送給宇宙。

這是種什麼樣的體驗？

我想告訴你，其實你一直在向外界發送訊息，

一直在發送！

你的能量，你的態度，你的表情，

一直在向外界傳遞訊息，以無意識的方式。

但此刻，跟平常不同了，

因為你選擇了你想要發送的訊息，然後發送給宇宙。

你可以有意識地選擇你的訊息，

選擇你傳遞出來的能量，選擇你的態度。
好，當你準備好的時候，請睜開眼睛。

薩提爾冥想 37

存在，是你給世界最寶貴的禮物

當你準備好的時候，請合上美麗的雙眼，

專注在你的呼吸，呼吸是你與宇宙的臍帶。

透過呼吸，你得到身體需要的氧氣和能量。

伴隨著這一呼一吸的波浪，你在與宇宙持續不斷地互動著。

同時也在與自己的內在世界持續不斷地互動著，

讓自己沉浸在這呼吸的波浪中，享受這股能量的互動，

也允許呼吸把你帶到更深沉的內在，

你，讓這一切自在地發生著……

在生命的旅程中，有個很重要的問題是：「我是誰？」

也許你透過學習和冥想，已經有了一些新的發現，

你生命中需要面對的所有議題，都在提醒你，

向你呼喚，你是誰，你真正想要的是什麼？

你可以藉這個機會好好地欣賞與感激你自己，欣賞你的學習和發現。

今天，我們也許可以向前看遠一點點，

我帶來一個新問題：「我可以為這個世界做出什麼貢獻呢？」

有時候，你可以在你扮演的角色中做出你的貢獻，

看看你的各種角色——

你是一個女兒、你是一位母親、你是一位父親、你是一個領導者……

你扮演著各種各樣的角色，你在你的角色中，為這個世界做出很多貢獻。

然而，更加重要的是，

作為一個「人」，一個生命，一個存在，你如何為這個世界做出貢獻呢？

你帶給這個世界的禮物是什麼？
你有沒有發現，你並不僅僅是活在這個世界上，你還是世界的一部分。
想像一下，假如你不存在，
世界就少了一部分獨特的能量，你的存在就是最大的貢獻。
關於生命與愛，你是那個中心點！
同時，其他所有人都是這個世界的一部分，
你在這個世界上，並不是孤單的。
我們用自己最獨特的方式構成這個世界，同時我們又連結在一起。
我們每個人，每個生命，

都用自己的存在，給這個世界送上了一份最寶貴的禮物！

此刻，請你送上自己的欣賞與感謝，

為你自己的這個發現，也為你身為世界的一部分這個事實。

也許你還可以去慶祝，慶祝你的存在，

從欣賞、感謝到慶祝，然後進入一個更高的能量層面——感恩。

接下來的三十秒，請跟你自己待一會兒，

你可以非常智慧地運用好這三十秒的時間。

然後，慢慢地睜開你的眼睛。

第五部

慶祝生命

薩提爾冥想 38

接納

在這裡，連結你的生命力，你是鮮活的，

你是一股正向積極的能量，正推動著你向前進。

看看你是否可以找到這樣一個地方，一個和諧的地方，一個快樂的地方。

留意此刻，你尋找到了什麼？是快樂的和諧，還是雜亂的噪音？

如果你聽到內在的噪音，看看這次你能否把它關掉，或者不去聽它。

我想邀請你聽到那首宇宙之歌：

「你是可愛的！你是獨特的，又是相同的！你是被接納的！你是和諧的！」

過去，你可能有時感到內心和諧，有時又覺得沒那麼和諧。

應對壓力，你可能會進入備戰狀態，去保護自已得以生存。

但根本而言，在你的本性上，在那個自然的層面，我們都是和諧的！

就在今天，我們要去體驗它，體驗越來越多的和諧，越來越多的一致。

去減少你曾經體驗過的那些負面影響。

看一看，你是否享受這個片刻。

去選擇一個語詞，也許是平靜，也許是和諧，也許是快樂幸福，也許是愛。

去選擇一個對於你而言最有意義的語詞，

然後讓自己去體驗，體驗到這個詞，並活在這個字詞表達的能量中。

此時此刻，你自己是否可以做到這一點？

如果你做到了，我請你在腦海中選一個人出來，

你感覺到和那個人很親近，可能是你的朋友，或是你的家人，

甚至可以是一個電影明星。總之，選擇一個你真的想親近的人。

現在就去想像一下，你的生命能量和他的生命能量在一起。

在能量上，你們連結在一起。

那是宇宙的愛，不是浪漫的愛。那是最容易的愛，但也是最困難的愛，最困難的部分在於「接納」，「接納」意謂著就只是待在一起；用你存在的方式和你的生命力，以最本來的面目在一起。

此刻，保持真正的覺察，看看你的身體裡發生了什麼？去接納它。

看看，我們的整個世界，都可以用它們自己的方式，彼此連結。

此時此刻，和你自己待在一起，還有你選擇的那個很親近的人。

你們完全彼此，你們擁有真誠的、純粹的、意圖美好的、美妙的關係。

我會給你三十秒鐘的時間，就在那個體驗中待一會兒。

薩提爾
冥想
39

與生命中最重要的人相遇

請你合上雙眼，安穩地坐在椅子上，雙腳穩穩地踩在地上。

很快，你就要與生命中最重要的人相遇了！

請覺察你的呼吸，不需要去改變和調整它，

就只是覺察呼吸，緩慢的或快速的，深的或淺的……

慈愛地觀照自己的呼吸，你知道你每時每刻都在呼吸……

你注意到自己在整個生命過程中都在呼吸……

你，已經很習慣它了……

以前，你把它當作是理所當然的事情。

而今天，請你留意到這個事實，去感激它。

你有一份能夠讓你呼吸的智慧，去感激它。

如果沒有呼吸，你就會死去，這是個事實，值得你感激。

也請你去看一下，你的身體此時此刻正在經驗著什麼。

你身體的感官，有怎樣的感受？

你的身體正在向你發出一些訊息，去覺察這些訊息。

你知道，你是宇宙的一部分，你可以成為自己最好的朋友。

要成為自己最好的朋友，意謂著你要接受自己，

而不是總是批判自己，或總是批評自己。

那意謂著你愛自己，也意謂著你要照顧好自己，

這是你生命中最重要的工作！

因為你是有價值的，你是重要的，你是獨特的。

你是否已經準備好，為自己去做這個最重要的工作？

你是否已經決定，在生命中，你不只是個觀察者，

而且還是個參與者，勇敢去彰顯生命的能量！

如果你是自己最好的朋友，你會如何對待自己呢？

在下一個呼吸中，給自己一些欣賞與感謝……

在下一個呼吸中，去慶祝自己的生命，慶祝你是自己的好朋友。

和自己在一起，和你美妙的能量在一起。

在接下來三十秒的時間中，深深地呼吸……

然後慢慢地睜開眼睛，看看周圍，看看那些與你相處的人，

你可否看到，你的光芒正照在他們的臉上……

薩提爾冥想 40

你如何度過自己的生命？

當你準備好的時候，合上雙眼。

接下來的時間，你可以跟自己在一起，更加地有覺知。

首先留意自己的呼吸，留意自己的身體，

你可以自由地呼吸，這是那麼的自然，又是那麼的重要！

你可以欣賞這一點嗎？欣賞你能夠自由地呼吸。

留意此刻，在你自己的內在，正在發生些什麼？

我以前常常問你一個問題：你怎樣使用你的時間？

今天，我想要進入更深的層面，問你一個不同的問題，

那就是：這一生，你是如何度過的？

薩提爾對人有個很美的比喻，她把人比作冰山。

從冰山理論的角度來看，

如何花時間，意謂著你在做什麼，在冰山的頂層是什麼？

而你如何度過你的生命，這個問題會帶你進入冰山的最底層。

你透過你的父親母親，得到了這樣一個生命，

非常特別的生命。

隨著時光無時無刻地流轉，你打算怎樣度過這一生？

你是可以夠掌管自己的時間？有的人會說可以。

你是否能夠掌管自己的生命呢？不知道你會有什麼答案。

面對這個問題，如果你腦海中有畫面的話，

看一看，對於這一畫面，你的感覺如何？

是感到自在開心，因為你能掌管自己這一生，

還是，你只是個受害者，只是隨波逐流？

有些人把一生都花在過去，有些人把一生都沉溺在恐懼中，

我希望，你的這一生完全地活在你的生命能量中。

我們稱之為轉化、蛻變，將你的能量轉化、蛻變，活出自己的生命力。

到目前為止，你是如何度過過往的這些年？

在未來的生命中，你又將如何度過？

花點時間，回顧一下，反思一下。

假如你現在浮現出來的是悲傷，那是可以的。

假如你現在浮現出來的是後悔，那也是可以的。

現在，你可以改變，此刻，是最好的時機！
你可以活在一個更深的層面，那是對能量的彰顯，
你可以活在一個更深的層面，那是一份和諧、愛，一份療癒。
跟你自己連結，和你的生命能量在一起，
然後和你的伴侶連結，在這份生命能量中。
這樣，你將會有一個與以往不同的經驗，無論是跟自己還是跟周圍的人。
花三十秒鐘的時間，完全地跟自己在一起。
當你準備好的時候，你可以睜開眼睛，
看看你可不可以完完全全地就是在這裡。

薩提爾
冥想
41

我願意幸福

每一天，都是屬於你的全新的一天，

你可以用全新的角度看自己，用更深入的方法，更親密的方法。

改變你對自己的態度，你是可愛的，你是獨一無二的，你是值得被愛的。

你也是複雜的，在你想要去弄明白自己的複雜性之前，

你需要有勇氣，才可以更深入地了解自己。

因為，在你找到珍寶之前，你需要去清理一些東西。

你可能會害怕，

害怕如果更深入地了解自己，除了發現痛苦之外什麼都沒有。

但是，你要知道，事實不是這樣的。

你是彌足珍貴的生命能量，

這股能量想要被認出，想要被彰顯，這才是真實的！

在你的生命力中，你有那麼豐盛的資源和能量！

你可以分享自己的豐盛，去展現自己：

「我願意幸福，無論外面發生了什麼！」

「我願意幸福，無論內在發生了什麼！」

然後，你會去閃耀，將光芒帶到你所到之處。

其他人也可以像你一樣閃耀，

他們也可以就像你一樣——相信自己！

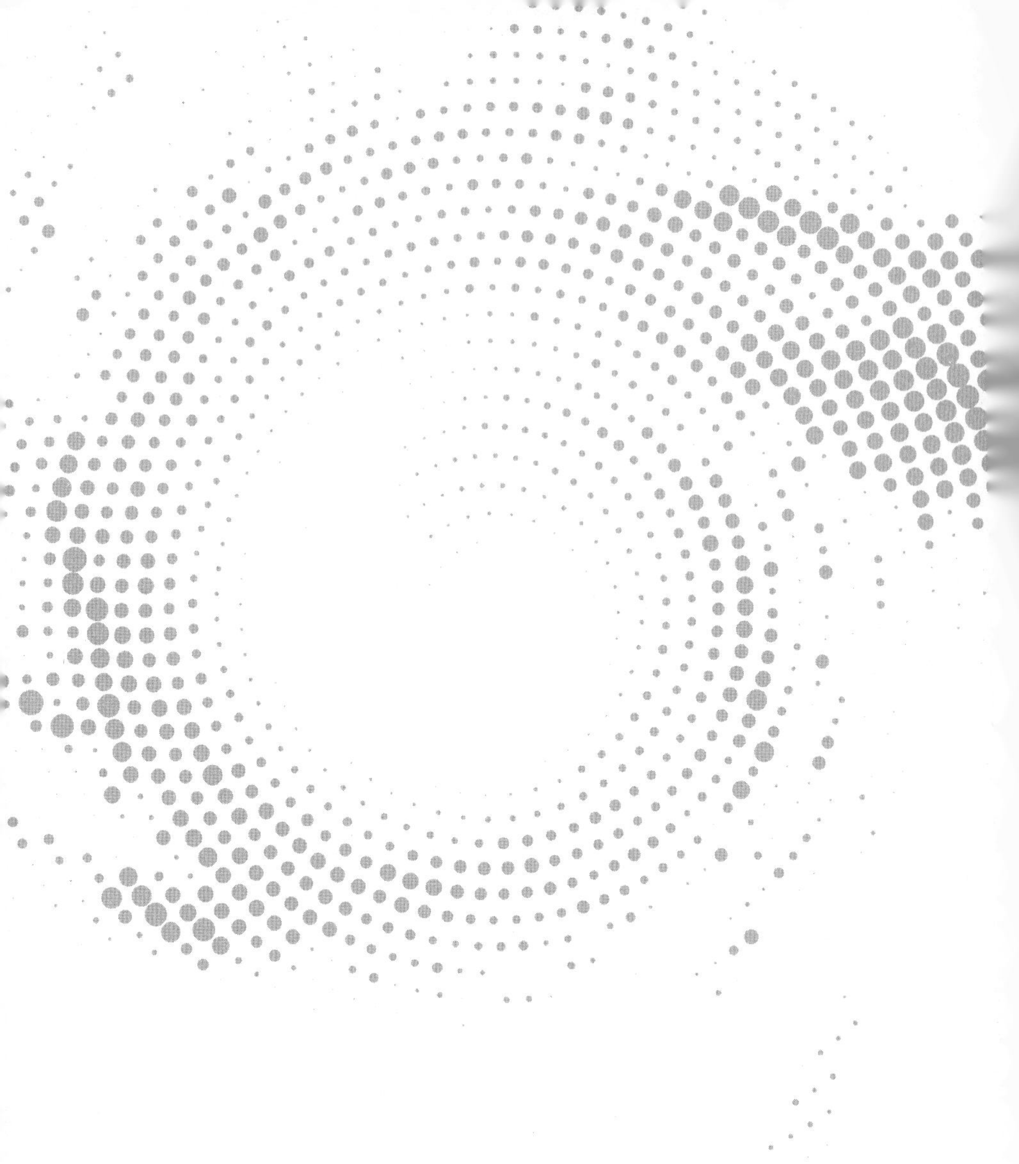

薩提爾冥想 42

生命意圖

請你合上雙眼，留意自己的呼吸，並且放鬆。

當你留意自己的呼吸的時候，

同時也留意自己的身體，你的身體在做什麼？

它有在跟你說話嗎？

你能聽到它對你說什麼嗎？

留意自己發現了什麼，看看你能否接納你的發現。

無論這一發現是讓你有些興奮，還是有些混亂。

無論你在哪裡，無論你有怎樣的感受，全然去接納。

記住，你降臨到這個世界是有自己的意圖的，那是你的生命意圖。

你的生命意圖是什麼呢？也許有很多答案，

但是所有答案都有共通之處，就是要彰顯自己的生命力。

你做任何事情也都有自己的意圖，比如工作、學習或者冥想。

你去看看這個意圖在跟你說些什麼，
看看你此刻在做的是為了什麼，有什麼目的？
你要知道，你此刻所做的，今天所做的一切，
都是為了跟自己的生命意圖相呼應。
你的成長、你的學習、你的變化也是有目的，
也是為了跟自己的生命意圖相呼應。
這樣，你就可以活在當下，
當你活在當下的時候，你可以跟自己步調一致，
和自己更能和諧相處，並活在順流中。

如果你發現，你所做的與你的意圖不一致，

那意謂著你可以為此做些工作。

你可以提升，可以去改變，然後讓自己變得更快樂。

給予自己這份權利，去改變，讓自己忠於你的生命意圖。

薩提爾
冥想
43

生命力

請你合上雙眼，進入內在，當你進入內在時，首先意識到你在呼吸，然後開始注意到你的身體。伴隨著音樂，你允許自己更加地放鬆。

當你已經全身心都安處在這裡時，我邀請你，

看看你內在的火花，那是你的生命力。

你可以接觸那個很美的生命力嗎？

用你的呼吸，接觸你的身體，進入你的生命力。

這可能會給你帶來一些寧靜、一些和諧，

對有些人來說，可能是活力、生命力。

想像一下，你是充滿生命力的，你跟宇宙的能量是相連結的。

你能否體驗這份連結？

你的呼吸是你和宇宙的臍帶，

你吸進的氧氣是很久遠的，已經在宇宙中存在很久了……

而你，存在於一個很古老的歷史中，但今天還活著。

請接觸到那種知覺、那種連結。

看看這體驗能否幫你打開更多，

讓你有更多覺察、更多接納，更能駕馭自己。

讓我們回到生命的歷史中去探索更多。

曾經有個重要的時刻，你的父親母親，一起創造了你。

不管過去的生命經歷有多艱難，不管你曾經錯過多少，

他們給予你生命，沒有他們，今天你不會在這裡。

為此，你可以選擇，在今天欣賞並感謝他們。

你出生的時候，是帶著一股新鮮的活力，來到這個世界。

請你欣賞並感謝他們賦予你的生命。

而今天，你在這裡，在你的生命歷程中，依然帶著那股鮮活美好的生命力。

接下來的三十秒，就是跟自己的生命力在一起，觸摸它，與它共舞。

當你準備好了，請睜開眼睛，迎接新的時刻。

薩提爾
冥想
44

重建自己，慶祝生命

閉上眼睛，回到內在，好奇一下，你是誰？
在這個片刻中，保持覺知，先覺察你的呼吸，然後是你的身體。
此刻，去聆聽你的身體，也許它傳遞了一些訊息給你。

那訊息可能是我有些累，或是我很興奮，又或是我有一些困惑。

無論是什麼，去覺察，然後接納。

你不一定要喜歡，但是，你確實需要去接納它們。

如果你發現你在抗拒，那說明這裡需要多做些工作。

對於你抗拒的，你有很多的選擇，你可以放下，也可以處理，

但是有個最基本的選擇，那就是——你要更加負責。

那意謂著，你所有的部分，你都要為之負責。

當我們走在更負責任的歷程時，我們就成為更加完整的人，

而有的時候，我們需要回頭看看：我們是從哪來？我們走了多遠？

當你回看的時候，請你去欣賞，不管你走了多遠，
都請給自己一些欣賞與感謝，你是可愛的，你是最棒的自己，
你是獨特的，沒有一個人完全像你。
你有沒有發現，你常常去比較？
你常常告訴自己：「我還不夠好。」或者有別人告訴你，你還不夠好。
你能否發現，在廣袤的宇宙中，只有一個你自己；
你能否發現，在悠長的時間長河中，也只有一個你自己；
你是那麼的獨特，不需要去比較。
你一定知道，當人們看到剛出生的小嬰兒時，總是很興奮。

大家在說：這個生命多麼美好！

你還記得嗎？你曾經就是那個小嬰兒，人們就這樣看著你，

如此的愉悅、興奮、為生命慶祝！

這就是生命，生命的彰顯。

你要做的，就是去接納自己，為自己慶祝！

然後，在成長的過程中，會有些事情發生。

有時你會受傷，有時你被貶損，有時你迷失在過來的路上，

成年的你，可以去找回自己，

可以療癒過去所有的傷口，可以重建自己，為自己負責。

我邀請你，真心地，好好地照顧自己。
不僅僅是接納自己，也不僅僅是喜歡自己，
而是慶祝，慶祝你的生命！

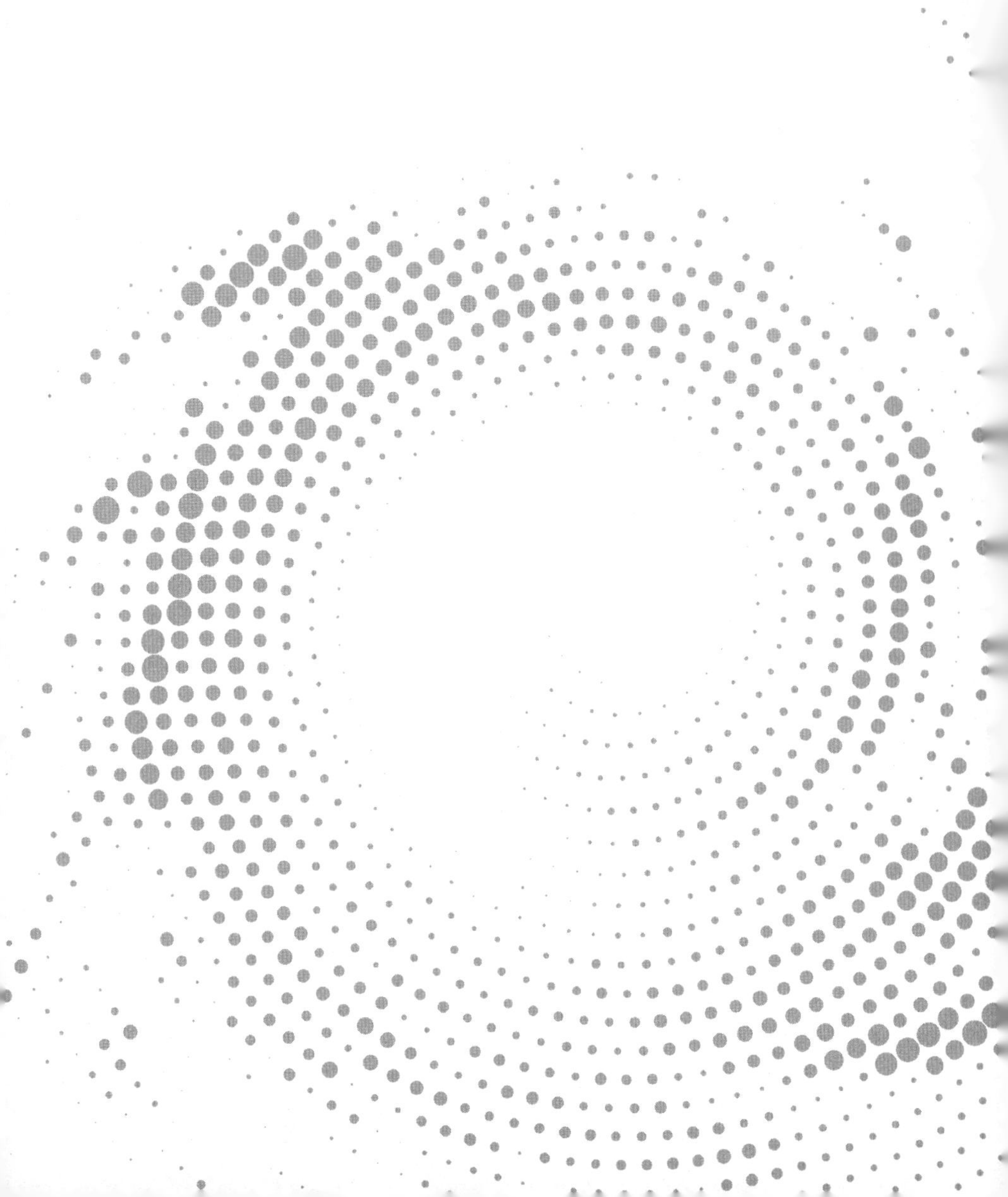

薩提爾
冥想
45

對自己承諾

合上雙眼，進入自己的內在，去留意你的呼吸，欣賞你的呼吸。

去留意在你的內在發生了什麼。

此刻，你需要做的，只是去放鬆，然後多做一點欣賞自己的練習。

是的，你很可愛，你很獨特，你很重要，你是值得被愛的。

當你改變了對自己的看法，你對自己的體驗就完全不同了。

在成長的過程中，有些事情向你洶湧而來，

那時的你，別無選擇，人的過去有很多傷痛，

而你常常做的，是把過去的傷痛放在背後，隱藏起來。

或者想要把傷痛從你的生命中抹掉。

現在，你要學習清理和轉化這些傷痛，

用一個成年人的態度和視角，面對它們，不再逃避，

轉化它們，在其中汲取成長的養分。

這樣你就可以完全地活在當下。

請欣賞自己到目前為止的人生旅程，

去欣賞目前為止你走過的路，不帶指責，只有接納。

你的人生不可能完美，

而你可以做的，只有接納，如其所是地接納、欣賞！

你的成長是沒有盡頭的，你可以持續生生不息、學習不止。

看你能否為擁有這樣的機會，而體驗到一些喜悅。

而你，是珍貴的生命力，無時無刻都想要被彰顯出來。

意識到這一點，你就可以去分享自己的富足和豐盛。

你可以不再向外乞討：

「給我一點愛吧。」

你也可以不再靠別人的認同來生活。

所以，對自己承諾吧，

「給我一點愛吧。」

「我會欣賞自己！我會接納自己！」

「我會彰顯自己生命的能量！我願意幸福！」

準備好，再一次用三十秒鐘的時間，只和自己待在一起。

好，回到這裡來。當你準備好的時候，睜開眼睛，慢慢來。

第六部

與人連結

薩提爾
冥想
46

感謝一個人

現在，暫時放下工作，放下家庭瑣事，

全然地在這裡，再一次關注你的呼吸，輕鬆地，自在地。

把更多的覺察和意識帶入你的呼吸。

現在，我邀請你感謝自己，感謝自己活著，
感謝自己將要做的事情，感謝自己有興趣學習和成長。
從心底感謝自己，不僅僅是在頭腦中。
從頭腦到內心深處，你可能需要一些時間，
就把這個過程，當作一次學習，一次成長。
有可能你會有點興奮，有可能你會有點緊張。
給自己一個許諾，只跟自己在一起，
去體會那些發生在你內在的情感，並且真的發自內心地感謝自己。
然後，試試看，你能不能感謝你生命中的另一個人，不是感謝整個世界，只是一個人。

也許是你的配偶，也許是你的孩子，也許是你父母中的一方，

就在此刻，選擇一個人，然後去感謝他，他是你生命的一部分。

覺察一下，當你感謝那個人的時候，你的身體發生了什麼？

你有沒有變得更敞開了？你的腦海中浮現了什麼？

當你敞開的時候，你能感知到，因為你的身體開始和你交談。

所有這些感謝，都幫助你在今天準備好自己並活在當下。

除了感謝你自己和另外一個人，

看一看，此刻，你還需要做什麼？為自己去做。

同時，也將注意力保持在內在，去到那個創造關愛平和的內在空間，

用那個敞開的心，聽到自己在微笑……

當你準備好的時候，請張開眼睛，環視四周。

薩提爾冥想47

向一個人道歉

今天，我想要你邀請一個訪客進入你的冥想中。

請你在頭腦中，選擇一個人，一個你想要對他道歉的人。

告訴他：「我很遺憾，對於之前發生的某件事……」

或者，「我很遺憾，有些事情沒有做到……」
在你的生命長河裡，找到這麼一個人，
在你的心裡，在你的頭腦中，看看你能否對這個人道歉。
道歉的意思並不是說你錯了，
而是你覺得遺憾，你只是對於所發生的感到遺憾。
這有可能發生在你的婚姻裡，有可能發生在你的原生家庭中，
你有這樣的遺憾，你對此道歉。
看看在你腦海裡的這個人，能否接受你的道歉。
然後，你就可以清除自己的阻礙，感到自由。

也許，你還可以欣賞自己，欣賞自己這一次的釋懷。

看看在你的心裡，這是否有效。

當你準備好的時候，可以睜開眼睛，回到你所在的房間裡來。

薩提爾
冥想
48

向你的媽媽表達愛

請合上雙眼，給自己一點時間進入內在。

用你感覺最舒服的姿勢坐著，保持覺察。

我想要你發現，今天是很特別的。

為什麼特別呢？不是因為外界發生了什麼而特別，

而是我們一起創造的這個特別的日子。

同樣的，你不需要爭取做最好的人，而是把自己當成一個獨特的人。

你永遠都是最好的，因為你是唯一的。

每一個人都是特別的人，因為沒有兩個人是完全一樣的。

而同時，每個人又都很像。

你看，這有點神祕不是嗎？我們相同，我們又是不同的。

每一個人都有自己的母親。

今天的冥想中，我邀請你告訴她：你愛她，無條件地愛她。

無論她曾經帶給你什麼痛苦。

想像你的母親，在她小的時候，她也曾經是個小嬰兒、小寶寶。

今天，看你能否發自內心地發送一些訊息給她：你愛她。

你感謝她，她給了你生命，看看你如何能做到愛她並且把愛表達出來。

對華人來說，跟媽媽說「我愛你」，可能是一件困難的事情，

那意謂著，要你說出這句話會有些障礙。

可是，在今天這麼特別的日子裡，請你試試看，

能不能真的體會到那份愛，並在你的內在表達出來。

你不一定喜歡她，喜歡她對待你的方式。可是，你愛她！

永遠提醒自己，你愛她，在內在深處。

你和這世界上任何其他人，都沒有你和媽媽這樣的關係。

此刻，就在你的心裡體會這特別的關係。

如果她還在世，你可以在今天，這特別的一天，

用你自己的方式，找到機會告訴她，你愛她。

今天一整天，讓自己在愛的模式中，帶著愛，給帶給你生命的那個人。

然後，你還可以再多愛一個人，那個人，就是你自己。

今天，讓你自己愛你的媽媽，也愛著自己。

讓你自己跟這美妙的能量觸碰，它是宇宙的能量，一種稱之為愛的能量。

薩提爾
冥想
49

與人連結，獲得支持

找一個舒服的姿勢，放鬆自己，你可以播放一些喜歡的音樂。

把眼睛閉起來，和自己相處。

當你進入內在冰山的深處，連結到愛。

在那個愛裡面，你可以找到和平、安全，
你可以感覺到關懷、接納、歸屬與連結，
那個連結是你和自己的連結，也是你和他人的連結。
你冰山的深處，是一個很平和的地方，也很安全。
看看你是否可以在你的內在找到這個地方，
以成年人的方式，讓自己感覺到安全、關懷，與人連結，與自己連結。
看看你是否可以自己這樣做，
而在你生命中，你也可以跟另外一個人這樣做。
這個人可能是在過去，也可能是在現在，

你在他那裡體驗到一樣的感覺：安全、關懷和連結。

你接納自己，你也接納他，你接納你們兩個人之間的關係。

如果他在過去，你可以保留那個回憶。

我們剛剛用比較深入的方法體驗自己，

這個歷程幫助你更完整、更充實、更快樂。

但是有些時候，你的內在世界中可能有一些起伏，

你可以建立一個自己的支持系統，不用單獨去面對。

你看自己的內在，有一些渴望，你是否可以跟這些渴望相連結。

你的內在也有一些期待，我希望你可以接納你的期待，

如果需要的話，你也可以改變那些期待。

你有你看待世界的觀點，有一些可能很古老，不再有用了。

而有一個觀點可以很好地支持你，

那就是：我是足夠好的，我是獨特的，

我跟很多人有類似之處，同時我也是獨特的。

你有沒有發現，你的觀點透過友好的方式在幫助你。

然後你有很多不同的感受，有些感受很美，有些卻會阻擋你前進。

而你，要為這些感受負責任，去掌管它們。

你看，你正在經驗你自己，

你也會經驗到他人，經驗著這個世界。
你正在你的意識上工作，因為你是一個人。
然後慢慢地準備好，讓自己伸個懶腰，
深呼吸，用自己感到舒適的速度睜開眼睛。

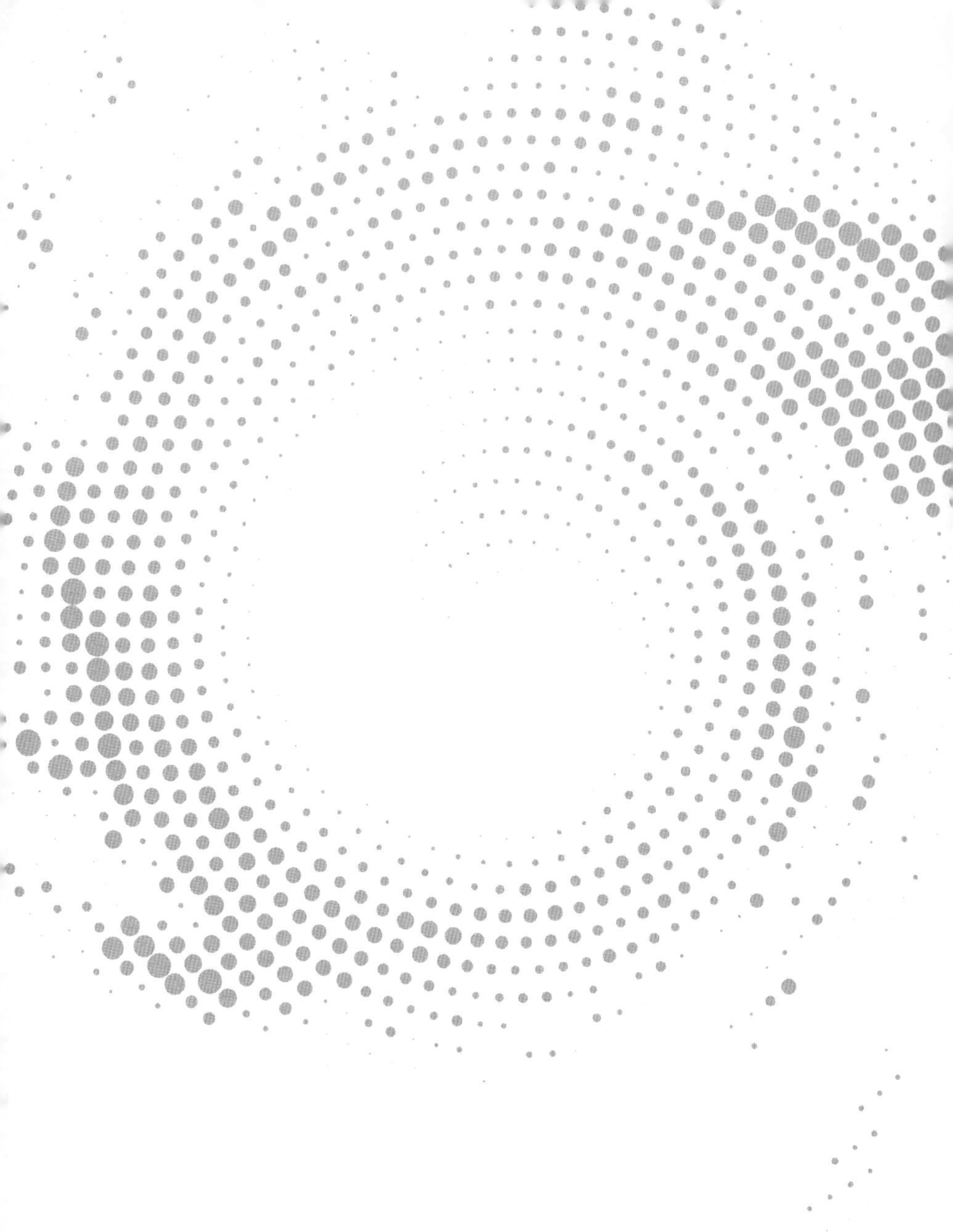

薩提爾冥想 50

獨特的三人小組

今天，我們一起來進行一段時空之旅。

回憶你的過去，你的記憶可以回溯到幾歲？

你是否還記得，那個可愛的小女孩，那個強壯的小男孩，一點一點地長大，回憶起這些，你的身體在說什麼？
它是興奮激動，還是害怕，或是孤獨？
繼續覺察你的身體，同時你什麼都不需要做，只是回憶。
在你很小的時候，也許有一個人，對你來說非常特殊，
有一個有力量的人，他滋養你，給你能量，他讓你很興奮。
這個人可能是你的爸爸、媽媽，或者其他人。
看你是否可以找到這個對你來說很特別的人。
如果你幼年時沒有，你可以往後找找，不過別超過十歲。
當你想到他時，你覺得溫暖、善良，你感到被欣賞，

讓你自己的身體也去體驗，這樣一個人，他在滋養你。

也許在記憶中只是一個小小的片段，但你留意到，他是認可你的。

在今天，找到他，去跟他連結，哪怕他不在世了。

你就在記憶中跟他連結，同時去發現，當時發生了什麼？

請你在內在對他說：「謝謝你，再見！」

你把他留在美好的回憶中，對他說：再見，謝謝，我下次還會再想起你。

然後，回到當下，再找另外一個人，

就是現在、今天、這週、這個月、今年，去找一個人，

在他那裡，你是特別的，他關心你，他認可你。

你可以找任何人，你的伴侶、你的父母、你的朋友，都可以。

他告訴你，你是夠好的，你也相信他，你欣賞並感謝他。

我們繼續向前，再找第三個人，這個人很特別，那就是你自己。

你問問自己，你可以成為支持自己的那一個人嗎？

你告訴自己：你是特別的，你很不錯！

想像一下，你有一個三人小組，

一個童年的人，一個現在的人，還有你自己！

想像一下，三個人坐在一起的畫面，他們都相信，你是特別的，你是可愛的。

體驗一下，此刻內在發生了什麼？帶著這個畫面，記住這個體驗。

薩提爾
冥想
51

與祖先連結

請合上你的雙眼，覺察你的呼吸，進入內在，觀察你的呼吸和身體。

首先，我邀請你從內心來欣賞自己，感謝自己。

看看你這樣做的時候，內在會發生什麼？現在，我邀請你跟你的祖先相連結。

他們與你生活在同樣的星球，在你之前的祖先在地球上生活了多少年？

他們有怎樣的生命故事？他們如何生活，有怎樣的悲喜，有什麼艱難？

他們有什麼特質，有什麼宏願，又有什麼祝福呢？

想一想他們，與他們連結。

最重要的是，透過他們，生命得到了傳承。

曾祖父母給予祖父母生命，祖父母給予父母生命，

父母給予你生命，你給予你的後輩生命。

你們的身上都流淌著相同的血液，擁有相同的基因，

也承載著一代代祖先們共同的祝福，對生命的祝福。

就像竹子的一段段竹節，你只是其中的一節，

經由你，承接著祖先們所有印記，也經由你，把這些印記傳遞給你的下一代。

看看那一切的一切是如何連結在一起的。

也許那是一種關愛、一種保護。你看那傳承多麼美妙、多麼積極，

從你的內心深處去感受這份連結，去欣賞、感激這一切。

接下來三十秒鐘，與你內在的喜悅、感動在一起。

來，再做一個深呼吸，把自己帶入意識的層面，

然後慢慢睜開你的眼睛，環顧一下你的周圍，

如果你看到了什麼，你可以露出一抹微笑，與他們進行連結。

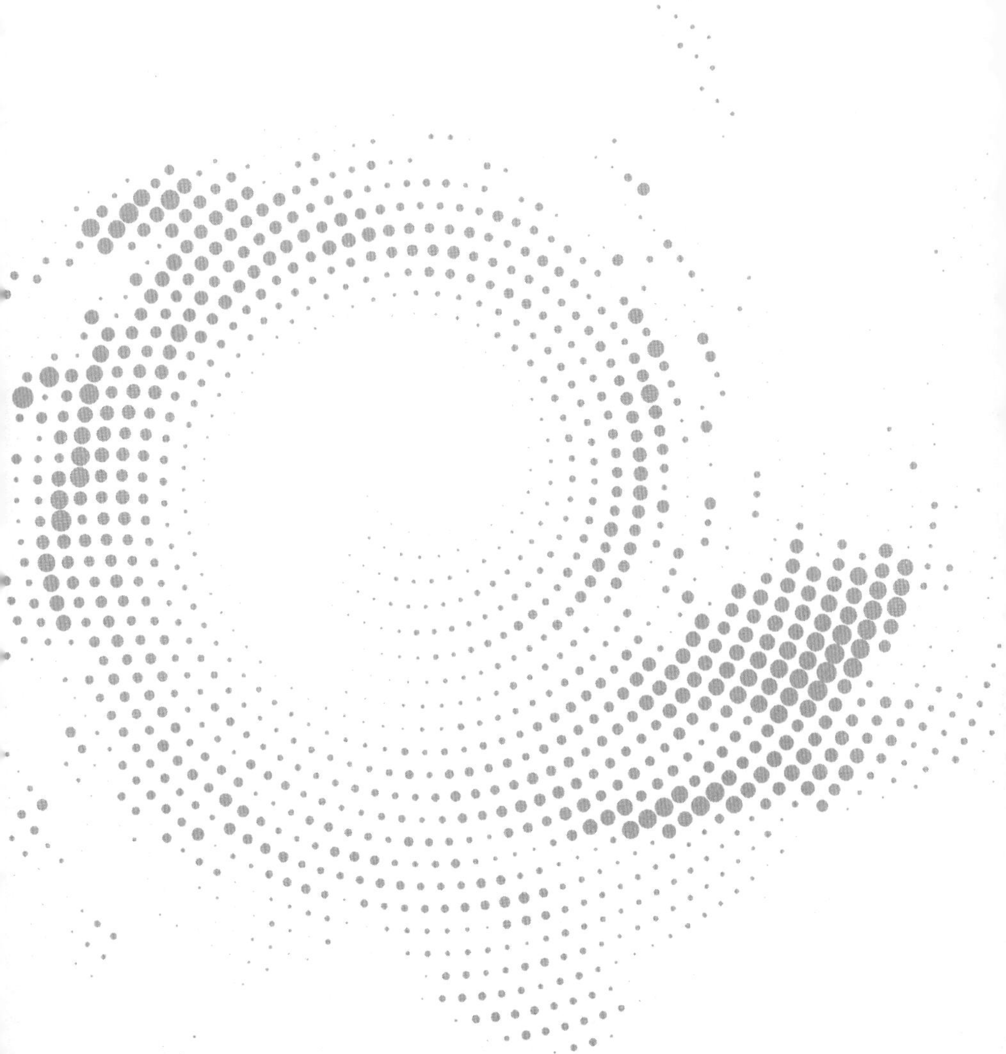

薩提爾冥想 52

與宇宙連結

此刻，你在哪裡，感覺怎麼樣？

請你用一個舒服的姿勢在椅子上坐好。

坐好之後，就跟這個宇宙進行連結。

你的雙腳與大地連結，你的頭與天空連結。

你整個人就在天地之間，互相連結。

你合上雙眼，把你的注意力放在呼吸上。

讓自己慢下來，慢下來。

以自己的方式傳遞訊息，向自己表達感謝。

感謝你是誰，以及你所做的。

也許你是個善良的人、充滿愛的人，是個有好奇心的人，是個大方的人。

看看你是誰，感謝自己的這一部分。

然後看看，你對自己的作為有什麼可以感激的。

有可能你接納他人、幫助他人，有可能你鼓勵別人，這些都是你做的。

再看看你正在做的，有什麼可以使你感到良好。

當你到達這舒適的、平和的狀態時，看看你能不能進入更深的地方，

我們稱之為自己，是你生命的力量。

是你存在的核心，是愛，是更深層次的自己。

把自己想像成整個宇宙的一部分，

事實上，你在非常幼小的時候，的確和所有的一切都是有連結的，

看看你是不是可以回憶起那些體驗——

你是宇宙的一股能量，你和宇宙沒有區別，是其中的一部分。

當你認識到並體驗到這一點，你就可以跟其他萬物產生連結。

而當你憤怒時，你就失去了連結。

當你失望時，就斷開了這個連結。

當你有未滿足的期待的時候，也斷開了這個連結。

若你想再次產生連結，你需要有覺察，需要接納，需要放下，需要原諒。

你是如何生活，如何使用自己的能量的呢？

你在使用它來讓自己連結到宇宙，還是來斷開這些連結？

宇宙的哪一個部分使你失去了連結呢？

看一下自己的內在，你跟誰失去連結？你又跟誰在建立連結？

你在用著兩股不同的能量。

當你連結時，你的光變得更強，你變得更平和。

你正在給自己的電池充電。

而與你沒有連結的那些人，正在讓你放電。

發現這些真好，看看你有沒有意願去改變，讓自己可以包容更多的人。

你再也不需要害怕，因為你可以跟每一個人連結，不管是別人還是自己。

不管別人怎麼看你，都沒有關係。

你只是不用跟他人失去連結，因為這代價太大。

當你失去連結時，就好像切斷了自己身體的一部分。

今天，你可以為自己做一個新的決定，
你打算放下一些過去，重新去建立連結。
你可以回顧自己的過去，
是不是還有一些人，是讓你覺得和他們沒有連結的？
你可以彌補，你可以變得珍貴。

國家圖書館出版品預行編目（CIP）資料

薩提爾的 52 個冥想練習：覺察內在的冰山，跟自己和解，與他人共好 / 約翰．貝曼（John Banmen）著. -- 初版. -- 臺北市：橡實文化出版：大雁出版基地發行，2023.01
面； 公分
ISBN 978-626-7085-61-5（平裝）

1.CST: 超覺靜坐 2.CST: 生活指導

411.15 111019068

BC1114

薩提爾的 52 個冥想練習：覺察內在的冰山，跟自己和解，與他人共好

作　　者　約翰．貝曼（John Banmen）
責任編輯　田哲榮
協力編輯　朗慧
封面設計　斐類設計
內頁構成　歐陽碧智
校　　對　蔡昊恩

發 行 人　蘇拾平
總 編 輯　于芝峰
副總編輯　田哲榮
業務發行　王綬晨、邱紹溢、劉文雅
行銷企劃　陳詩婷
出　　版　橡實文化 ACORN Publishing
地址：231030 新北市新店區北新路三段 207-3 號 5 樓
電話：（02）8913-1005　傳真：（02）8913-1056
網址：www.acornbooks.com.tw
E-mail 信箱：acorn@andbooks.com.tw
發　　行　大雁出版基地
地址：231030 新北市新店區北新路三段 207-3 號 5 樓
電話：（02）8913-1005　傳真：（02）8913-1056
讀者服務信箱：andbooks@andbooks.com.tw
劃撥帳號：19983379　戶名：大雁文化事業股份有限公司

印　　刷　中原造像股份有限公司
初版一刷　2023 年 1 月
初版五刷　2024 年 1 月
定　　價　450 元
I S B N　978-626-7085-61-5